翻轉學

翻轉學

翻轉學

翻轉學

Move!: The New Science of Body Over Mind

愈動愈成功

《新科學人》雜誌實證，身體動起來是
最有效的轉念法，既能調節情緒、降低發炎，
更能提振自信，翻轉人生的新科學

卡洛琳・威廉斯 (Caroline Williams) ╱著　閻蕙群╱譯

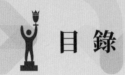

目 錄

好評推薦　　　　　　　　　　　　　　　　　　　　　　7

前言　愈動愈成功的活見證，科學也實證　　　　　　　11

第1章　**人為什麼要動？**　　　　　　　　　　　　　23

　　　大腦的演化初衷是為了移動
　　　久坐不動會使大腦功能退化
　　　想像力、規畫力來自動作的累積
　　　身體內外的感受與經驗，形成自我意識

第2章　**散步讓思緒更清晰**　　　　　　　　　　　45

　　　雙腳既能移動，也有助思考
　　　快走能帶來好心情、提升腦力
　　　認知發展與骨骼負重息息相關
　　　往前跑會讓人產生進步感
　　　與其坐著苦思，不如起來動一動
　　　別讓下一代的創意被扼殺

第3章　**增強體力，成為心理韌性**　　　　　　　79

　　　主宰身體，也能成為心靈的主人

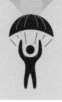

發揮敏捷的天性，趨吉避凶
不論是肌肉或彈性，都能轉化為心靈力量
做出反擊姿勢，建立內心安全感
打破身心的惡性循環

第 4 章　隨節奏律動，改變看事情的角度　111

舞蹈擁有改變心靈的力量
跳舞，是與生俱來的能力
節拍讓大腦產生愉悅感
動作同步也會加深彼此的認同感
不用激烈熱舞，只要沉浸在旋律中
進入意識的變化狀態，擺脫困境
跳舞也是一種語言，傳達自我感受
表達自己情緒，也能釋放心理壓力
放大音量，產生失衡的快感

第 5 章　鍛鍊核心，增強你的抗壓性　149

核心肌群與情緒認知相連結
抬頭挺胸能緩衝外在壓力
鍛鍊核心有助舒壓

目 錄

核心肌群也會發送通知

坐正並保持微笑,打造身心健康系統

第 6 章 **伸展身體,降低發炎機率**　　　　175

伸展是身體重新啟動的按鈕

關閉發炎的開關

疏通筋膜,為身體大掃除

過度拉扯身體,反而會導致慢性疼痛

第 7 章 **調節呼吸,讓自己瞬間轉念**　　　　203

改變呼吸,讓自己恢復平靜

讓腦波與呼吸同步

鼻子吸氣時,同時汲取靈感

平靜下來,專注當下

調整呼吸頻率,就能轉換心情

每分鐘呼吸 6 次,身心達到平衡的捷徑

迷走神經負責身體的平靜與放鬆

動態時的呼吸方式

第 8 章　有種休息叫「動一動」　　　　　　　　233

　　睡眠，是修復身體的時刻
　　日常也需休息，讓身心重拾活力
　　你是真的累了，還是其實該動一動？

結語　要活就要動　　　　　　　　　　　　　243
附錄　全民動起來宣言　　　　　　　　　　257
謝辭　　　　　　　　　　　　　　　　　　269
參考文獻　　　　　　　　　　　　　　　　273

好評推薦

「讓身體動起來，不只是身體在動，心也在動、思緒也在動，全身的能量都在動，這些都是成功的重要養分！」

—— 甘思元，力格運動健護中心創辦人

「一步一腳印，運動只有累積，沒有奇蹟，『動』得健康、『動』得快樂、『動』得幸福！」

—— 姚焱堯，「運動筆記」創辦人

「在這本研究嚴謹、敘述有趣的書中，威廉斯對於人類的運動，以及我們的思考及感受之間的關聯，提供嶄新的視角，讓我們重新思考身體和心靈之間的差異。」

—— 艾力克斯‧哈欽森（Alex Hutchinson），

《極耐力》（*Endure*）作者

「卡洛琳・威廉斯打造了一份真正的運動宣言，讓我很想從椅子上站起來。事實上，我邊騎立式健身車邊讀這本書，這是一本精雕細琢的好書，在科學研究和常識的支持下，為每個人提供更好的健康指南。威廉斯運用科學家的精心研究和扣人心弦的內容，為讀者提出最合乎邏輯的結論 —— 運動是我們每個人日常生活中的優先要務。」

　　　　── 查理・恩格爾（Charlie Engle），美國超馬選手、
　　　　《超馬選手回憶錄》（*Running Man*）作者

「我們的身體生來就是要動的，如果不動，我們的心靈就會受到影響。本書是最精采的科普作品，清晰、翔實、權威、引人入勝，而且非常非常重要。」

　　　　── 蓋伊・克拉斯登（Guy Claxton），
　　　　《具身認知》（*Intelligence in the Flesh*）作者

「在這本精采的書中，我發現許多珍貴的資訊和建議。我認為，本書結合了兩本傑作：哈拉瑞（Yuval Harari）的《人類大歷史》（*Sapiens*）和沃克（Matthew Walker）的《為什麼要睡覺》（*Why We Sleep*）。本書從歷史和科學的角度說明，透過簡單的運動和呼吸策略（被

我們多數人視為理所當然的事）就能消除發炎，並改善我們的健康狀況。卡洛琳‧威廉斯以喜好探究真相的天性，帶領讀者踏上愉快的旅程，一同探索我們如何才能活得更充實、更健康。大家務必拿起本書閱讀，將有助改變你的生活方式，並改變你的人生觀！」

—— 約書亞‧梅茲里希（Joshua Mezrich），
《當死亡化作生命》（*When Death Becomes Life*）作者

「『我思故我在』認為我們的身體需要鍛鍊，但身體與思想是分開的，而威廉斯則揭示了人們可以將思想與身體，以及運動聯繫起來。即使你已經知道運動能讓你感覺更好，本書將透過各項研究，讓你知道當中是如何運作的。」

—— 凱蒂‧包曼（Katy Bowman），
《正確動出你的健康》（*Move Your DNA*）作者

「我很早就發現整理花園，總能令我感覺無比幸福，感謝卡洛琳‧威廉斯，現在我終於明白原因了。書中對於大腦和運動之間的科學解釋，經過精心研究，且易於理解，非常引人入勝。所以現在我在花園除草時，我也會跳

舞、伸展和呼吸，雖然我的植物可能不會欣賞這一點，但我的身體會。」

——潘妮・拉古德（Penny Le Couteur），

《拿破崙的鈕釦》（*Napoleon's Buttons*）作者

前言
愈動愈成功的活見證，科學也實證

「請進，讓你的身體自由舞動……」

　　我一整天心神不寧，終於等到這一刻。現在是週三晚上 7:30，我來到倫敦西南邊的薩里郡（Surrey）某社區活動中心。介紹我來的朋友說，今晚有堂不拘形式的舞蹈課，課程超棒，上完課會讓人的心靈煥然一新。

　　站在門口的年輕人，收下報名費後親切地招呼我進去。裡面很暗，只點了幾根蠟燭，以及一些裝飾在聖誕樹上的迷你燈泡，所以我只能隱約看出有位中年 DJ，他頂著一頭漂白的小平頭，下半身穿了件寬鬆的燈籠褲，正在播放節奏和緩的原始部落音樂，地板上有個女人正在滾動，還有個女人則像是在追逐蝴蝶般翩翩起舞，接著她們開始擁抱對方。看到此情此景，我的身體明確地表示，想盡快從後門溜走，離開這個地方。

　　但我不肯聽身體的暗示離開。隨著時間流逝，我的身

體終於投降，並且開始動了起來。當鼓聲愈來愈激昂，就快達到最高潮時，DJ對著麥克風喃喃地說：「放開來動吧！」他彷彿啟動了開關，不再是我驅動雙腿，而是雙腿開始帶著我動了起來。我的雙腳飛快地踩著地板，腦袋左右搖擺，雙臂在空中瘋狂揮舞，我覺得整個人放開來了、充滿活力、自由自在，完全停不下來。

那是我頭一次見識到，身體的動作竟能快速影響心智，令我大開眼界。老實說，我這輩子從沒這麼興奮過，我的生活作息平凡無奇，大部分的時間總是靜靜地坐著，閱讀、思考及書寫人類的奇行異事，希望能搞懂我們的思考方式，以及想知道從科學的角度，我們該怎麼做才能克服生活引發的情緒與心理上的小毛病，像是注意力不集中、焦慮、憂鬱。

久坐不動讓人變老又變笨

某天我突然發現，當我身體在動的時候，我的心智似乎最靈光，於是我開始想弄清楚為什麼會這樣。

- 為什麼我在散步一陣子後，腦中原本雜亂無章的科學概念，突然就能理出頭緒，並組合成條理分明的句子？
- 為什麼做 1 小時的瑜伽後，我就會感到氣定神閒，彷彿不論接下來要面對什麼樣的挑戰，我都能游刃有餘？
- 為什麼跟著音樂跳上跳下，會令我這麼開心？

待我查閱一些文獻後，才發現有疑問的不只我一個。其實眾多領域的科學家，從神經科學到細胞生物學，從運動生理學到演化生物學，都早已開始調查身體動作如何影響我們的心智，目前正逐步解開其中的生理機制。這些最新的科學發現有可能大大改變過去的觀念，進而導正多數人現在的生活方式，對於提升整體健康與福祉相當重要。

現代人久坐少動應該不是什麼新聞了，我也不例外。平日早上除了遛狗 1 小時，剩下的時間幾乎一直坐在書桌前，頂多走到廚房替自己泡杯茶，心情好的話，我會再帶狗去林子裡蹓躂一下，雖然有幾天我會做瑜伽，但平日的晚上多半還是坐著，時間到了就上床睡覺。

根據統計，**現今的成年人，扣除 8 小時的睡眠時間，**

剩下的 16 小時，有在動的時間還不到 5 小時，其餘 70%
的時間，不是坐著就是躺著不動，現代人一整天的活動
量，只有 1960 年代人的一半；至於孩童的情況也好不到
哪裡去，扣除在學校坐著上課的時數，剩下來的空閒時
間，有一半的時間是坐著；[1] 老年人的情況就更別提了，
在 16 小時的清醒時間中，80%的時間完全沒用到肌肉。[2]

　　人類會選擇懶洋洋的生活方式，其來有自。首先，這
樣很舒服；其次，過去一百年來，我們發明了各種科技，
讓人不必動也能活下去，不論是覓食、求偶找伴還是找樂
子，全都不必費力，只要坐著動動手指就能搞定。

　　雖然我們很自豪，人腦能發明這麼多讓我們不必動的
好東西，殊不知人腦的演化重點是要讓我們能移動，以便
趨吉避凶，而非用來思考。腦中的其他感官能力，例如聽
覺、嗅覺、視覺、味覺和觸覺這五感，以及記憶力、七情
六欲與規畫能力，全都是稍後才「安裝」上的，目的也
是為了幫助我們獲得充分的訊息，做出正確的移動。換言
之，**我們的思考及感受方式，皆是以「動」為核心，如果
我們不動，我們的認知能力與情緒調節都會大打折扣。**

　　因此當我們拚命讓自己舒服度日時，人心卻開始出現
裂縫。**不論是智商變低**[3]、**缺乏創意**[4]、**反社會行為增加**[5]，

還是各種心理疾病盛行，全都跟久坐不動的生活型態有關，而且不管哪個年齡層、也不論從事什麼行業的人，都會受到影響。[6]

研究顯示，**習慣久坐的人，通常自信心較低，也比較不會有「利社會行為」**（prosocial behaviour）[*]。[7]久坐還**會升高罹患焦慮症及憂鬱症的風險**。雖然目前我們還無法斷言，久坐跟憂鬱症哪一個先發生，但體能活動確實可以舒緩憂鬱症和焦慮症。所以不論是已經有心理疾病的人，還是可能患病的高風險人士，久坐不動的生活方式顯然是不宜的。

當我們坐著的時候，認知能力也會受影響。**久坐對注意力、記憶力及規畫能力皆是大敵，而且還會抑制創造力。**近期一項針對芬蘭學童進行長達兩年的研究顯示，久坐的時間長短，與學童的數學及英文考試成績息息相關，男童受到的影響尤深。[8]習慣是從小養成的，如果老師未適時予以矯正，久坐不動的習慣會一輩子跟著他們。[9]

久坐不動還會害我們未老先衰。多項研究顯示，每天

---

[*] 指對社會有積極影響、能增進團體或他人利益的行為，例如助人、捐贈、分享等。

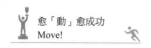

坐在車裡或坐著看電視的時間超過兩、三個小時的人,他們的心智敏銳度,遠遜於活潑好動的人。還有,**定期運動能讓失智症的終生罹病風險(lifetime risk)減少 28%**。[10]

近期有項報告估算出,全球 13％的失智症案例,先前曾過著久坐不動的生活型態;另一項研究則指出,**只要把坐著的時間縮短四分之一,全球即可避免新增一百萬以上失智症案例數**。不管你用什麼方式縮短坐著的時間,你都要開始多動了,以後你的大腦會感謝你。

雖然好逸惡勞是人類的通病,但我不得不警示大家,久坐少動的生活方式,會讓全人類集體變笨。從世界各國開始做智力測驗以來,人類的智商每十年會提高三分,這個趨勢被稱為「弗林效應」(Flynn Effect),是以紐西蘭心理學家詹姆士・弗林(James Flynn)命名,因為他率先在 1980 年代發現此一現象。[11]

然而自 1990 年代中期起,弗林效應開始趨緩,甚至從 21 世紀初期出現反轉,變成每十年就降低幾分。[12]有些觀察家提出頗具爭議性的說法,例如將原因歸咎於腦筋不好的人生太多小孩,久而久之就拉低了全國的平均智商,[13]還有一些人則怪罪於全球移居人口的增加,因為移入的外國人根本看不懂考題。[14]不過挪威近期發表的一項

研究明確顯示，前述兩種說法都站不住腳。

　　研究人員花費數十年的光陰，持續追蹤同一個家族裡年輕男子的智商，結果發現不同世代的家人，智商都在下降。這個現象意謂著，智商逐年下降並非是基因進化的產物，因為演化的速度沒那麼快，而且像智商這種複雜的特質，需要數個基因才能解釋它的變異，所以從環境的角度來解釋智商的逐年下降，比較說得通。

　　近幾年來，我們的生活型態出現一些變化，活動量不足是其中一項，而久坐更是許多人的常態，而且這種情況遍及全球，不限於西方社會。2012 年，有項研究比較了美國、英國、中國、印度與巴西等國的人民，自 1960 年代起在工作、休閒、旅遊及居家生活的身體活動量，結果各國在各方面的身體活動量皆呈現下滑趨勢。

　　活動量下降最快的是 1990 年代的中國和巴西，主要在工作及居家兩方面，原因在於內勤職務的出現，以及家電分擔了勞務，讓日常雜務變得輕鬆許多。只有印度人的活動量在 2012 年逆勢成長，但即便如此，印度久坐的時間也出現上升的跡象。[15]

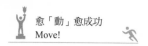

有上健身房不代表動得對

　　如果你是每天都上健身房運動的人，你可能對自己的勤奮相當自豪，但我要告訴你一個掃興的事實，目前研究**顯示，只要坐著一段時間後，就該起身做做運動，而不是以為去健身房運動後，就可以抵消久坐的弊病。**

　　大腦成像研究指出，**一個人大腦記憶區的厚度，與一整天坐著的時間長短有關，與一天當中是否曾經從事高強度運動無關。雖然我們的心情及注意力，確實會在運動一段時間後短暫變好，但整體而言，就算你在午休時間狂踩飛輪健身車 1 小時，仍舊無法消除中午前後上班連坐 4 小時不動的危害。**

　　事實上，**像追劇般的瘋狂運動，根本有違運動的真諦。**美國運動大師凱蒂・包曼（Katy Bowman）在她的著作《正確動出你的健康》（*Move Your DNA*）一書中就特別提到這一點。她認為，短時間的高強度運動，或是拚命鍛鍊某些肌肉，就跟想要靠服用維他命來彌補不健康飲食差不多，這種動法雖然多少有點幫助，但絕不可能讓你真的變健康，反倒會讓你急需「運動營養素」（nutritious movement）*。

包曼並未深入探討運動如何影響心智，但我認為運動營養素不僅有益身體健康，對於我們的認知、情緒及心理健康，也同樣重要。**用人類與生俱來的方式運動身體，會與我們本有的思考與感覺方式產生連結，從而正確理解周遭的外在世界及自身的內心世界。**

稍後我會再深入探討此一主題，不過現在大家只須明白，**整個人類社會不僅動得不夠多，而且還動錯了。**說完了壞消息，接下來我要跟大家說個好消息──**不論你想要你的心智做什麼（提升學習力、延緩大腦老化、激發新想法或促進心理健康），只要用正確的方式去動，你動得愈多，就愈能達成願望。身體動作（body movements）其實是改變我們思考與感受方式的一條捷徑。**

請注意，最新的研究顯示，**我們的想法不光來自大腦，想法也不是左右情緒的唯一途徑。某些身體動作能幫助降低發炎──造成現代各種身心疾病的罪魁禍首（例如憂鬱症與慢性疼痛）。**

某些身體動作會劫持大腦與身體間的壓力通道，幫忙

---

* 指運動就像人體所需的一種營養素，不可或缺。

調降焦慮感，進而提振信心；一些身體動作，則能改變電子訊息流經大腦的方式，直接影響我們的心理狀態。當你用正確的方式去動，身體就會變成大腦的合作夥伴，而非只是頂著大腦四處走的皮囊。

我敢說得這麼肯定，是因為許多科學家對於身體及身心之間的關係，正逐漸改變看法。多年來，身體一直被當成人類精神生活中的龍套演員，如今終於熬出頭，晉升為主角。

數十年來科學家一直認為，心智受大腦主宰，大腦高居在頭部不過問凡塵俗事，只負責下達命令，而身體則包攬所有讓我們活下來的雜活。不過現在我們終於認清了，雖然與大腦裡電子高速穿梭的場景相比，身體的各種功能看似很不起眼，但其實是我們活得精采的大功臣。

我們將會在後文看到，讓我們能好好活著的那些粗活鄙事，其實是靠身體各器官間的大量溝通，透過各種管線的串接，並由體液的奔走輸送，才得以完成。多虧這些溝通指引我們的想法，並為我們的感受增添色彩，讓生命充滿了美妙的伴奏。

在這個新觀點裡，大腦的角色稍有改變，不過重要性並未降低。英國極具影響力的心理學家蓋伊・克拉斯登

（Guy Claxton）認為，**與其說大腦是我們每個想法和決定的主宰者兼仲裁者，其實更像是讓身心進行對話的「聊天室」主持人**，這個對話形成了我們的精神生活。他指出：「一群因子齊聚在這個聊天室裡，透過溝通來擬定一個計畫。」[16] 大腦是聊天室的主持人而非主人，負責引導參與者共商大計，讓每個人都有機會發言，並一起想出一個行動計畫。

　　當身體開始動起來，就能進入身心聊天室，並使對話變得更好。本書的目標即是透過目前最新、最棒的科學，揭露能調整身心健康的某些小方法，以及運作方式。

　　在接下來的篇幅中，我將陸續介紹多位風雲人物，包括正在從事生理、神經及荷爾蒙方面研究身心關聯的科學家，以及親身實踐科學理論的各界人士，例如：

* **透過舞蹈克服閱讀障礙的心理學家**
* **成功掙脫心魔的超級馬拉松跑者**
* **與皮拉提斯相見恨晚的神經科學家**
* **教導青少年用運動提升心智能力的特技演員**

　　這世上有不計其數「愈動愈成功」的活見證，科學提

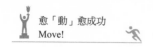

供的是數據，而這些人提供的是啟發，他們以親身經歷證明了，只要做出簡單的改變，就能改善你的人生。

最終，不論你是想要提升腦力、促進人際關係，或是想要全面掌控自己的人生，你會發現來自各領域的科學家全都大聲疾呼 ── **別再繼續坐著，趕快動起來吧！**

第 1 章

人為什麼要動？

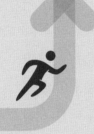

「我們所謂的思考，其實是活動力逐步內化的結果。」
——羅多夫‧伊納斯（Rodolfo Llinás），
哥倫比亞神經科學家

「生物學的一切都講不通，除非從演化的視角來看。」
——希奧多修斯‧杜布贊斯基（Theodosius Dobzhansky），
美籍俄裔生物學家

大腦的演化初衷是為了移動

　　海鞘[*]的生活猶如一首恬靜的田園詩歌。幼年期的海鞘外型像蝌蚪，會在海中游泳，尋找一個適合定居的地方，例如珊瑚礁或石頭，找到落腳處的海鞘，會將身體的前端附著其上，並開始邁向成年期，最終變成一個兩端開口的無腦生物，就這麼「坐著」過一生。不再移動的海鞘靠濾食海水維生，海水從其中一個開口進入，經過濾食構造後，從另一個開口流出。

　　但這樣慵懶過一生的代價可不小。幼年期的海鞘不但有腦，而且還有一條直通尾部的脊索[†]，海鞘就是靠此構造悠游海中，找尋適合的居所，等選好住處後，頭部就會牢牢地黏住石頭，然後幾乎將全部的神經系統消化殆盡，從此過起無腦生活。

　　這個將大腦用過即丟的特殊行徑，倒是讓我們明白了為什麼人類會有神經系統。在我們開始探究身體動作如何影響心智前，不妨先思考為什麼身體與大腦之間會有許多

---

* 幼蟲成蝌蚪狀，可以運動，成年後固著在岩石或其他物體上，不再運動，體成囊狀。由於成年後不需要使用大腦運動身體，故會吸收自己的大腦。
† 動物在未形成脊椎前的細胞組織，形狀像繩索一樣。

神經通路。

著名的哥倫比亞神經學家羅多夫‧伊納斯（Rodolfo Llinás）以海鞘為例，指出**動物的腦部演化，原本並非為了思考，而是為了移動**——遠離危險並前往更容易生活的地方，而且能在移動的過程中做出明智的決定。伊納斯認為，未經謀劃就行動既魯莽又危險。[1]

海鞘是演化過程裡的特殊案例，生命正在實驗擁有神經系統能否多增添一絲存活的勝算。運作神經系統需要很多能量，儘管大腦僅占人體重量的 2%，卻會消耗 20% 的能量，對海鞘而言，當牠還需要動的時候，這筆投資是值得的，但之後就不划算了，當牠不需要再移動時，思考就變得多餘，所以乾脆將整個系統報廢回收。

演化期間，多數動物不僅選擇終生保有大腦，而且還大量投資腦部構造，自此思考與動作的步調趨於一致。雖然人腦並非腦部發展過程的最佳傑作，因為每種生物的腦部都是順應特有的生活方式發展，不過從投資的角度來看，人腦的發展肯定是一個特殊的範例。

與我們最近的親戚黑猩猩相比，人腦裡的神經元數目是黑猩猩的三倍之多。事實上，人腦裡有 860 億個神經元，以超過 100 兆條的神經相連，人腦是我們迄今見過最

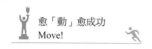

複雜的結構。

　　關於人腦如何演化成現今的樣貌，科學研究的說明多半集中於大腦的皮質。皮質位於大腦的最外側，呈皺摺狀，皮質的皺褶程度與大小有關，隨著皮質的擴張，處理能力也會隨之增大，但面積這麼大的皮質要裝進空間有限的頭顱裡，唯一的方法就是反覆褶疊。

　　人腦的皮質區在腦部所占比例遠大於其他靈長類，其他皮質較小的物種，例如狗、貓及黑猩猩，牠們的皺褶也比人腦少得多，至於大鼠、小鼠及狨猴[*]，牠們的腦部就像去了皮的生雞肉一樣平滑，沒有任何皺褶。

　　有些人認為，人腦皮質的擴張是為了不斷想出新點子來應付挑戰，例如適應複雜的社會生活，或是預測下一餐的獵物何時會出現，以及如何抓住獵物，隨後當我們靠著大腦，想出把食物弄熟的方法，結果腦就變得更大了，因為烹飪讓我們得以從食物獲取更多卡路里，如此周而復始，人類就有了十分大的皮質區，讓我們得以出謀劃策、神遊古今，並且有能力因應前所未見的新事物。這套說法還算言之成理，但完全忽略了動作的影響。

---

[*] 中南美洲熱帶雨林裡一種體型很小的猴子。

目前有個新的理論，把「動作」這個重要細節，加進人類起源的故事中。**新理論主張人類的前瞻思考能力**[*]，**並非出自大腦的抽象演算，而是迫於想出新移動方式的演化壓力（evolutionary pressure）**[†]。根據此一觀點，人類在腦內構思的能力，可以往前追溯到人類還不存在的時代，當時人類祖先的遠親需要找到新的出行方式。

人類與其他猿類的共同祖先，在 2,500 萬年前從演化樹上與猴類分道揚鑣。古早的猿類住在樹上，跟牠們的表親猴子一樣，但猿類的體型較大、體重較重，身手也較笨拙，所以經常面臨從樹上墜地的風險，牠們解決這個問題的方法挺合理的 —— 既然無法像猴子般在樹間靈巧地行走和跳躍，不如靠雙手支撐全身的重量，牢牢抓住上方的樹枝來移動。

這個策略的效果不錯，經過數百萬年的演化（肩部做了一些調整），古早的猿類有了臂躍行動（brachiation）[‡]的能力，就像今天的長臂猿一樣，能夠利用臂躍行動在樹上快速移動。

---

* 指想像、分析、規畫未來的能力。
† 指外在環境施予物種演化的壓力。
‡ 雙臂交互擺盪前進。

　　英國杜倫大學（Durham University）的演化人類學家羅伯特・巴頓（Robert Barton）指出，雙臂交互擺盪前進其實是一種複雜的動作，不能只靠一個含糊的行動計畫，就妄想能順利從 A 點盪到 B 點。當你在樹叢間擺盪前進時，需要能快速判斷每個動作的後果，例如，手要抓住哪裡，身體盪過去後再抓住哪一根樹枝，那根樹枝撐不住體重，所以要抓住這裡才安全。

　　這不僅意謂著早期猿類有能力在飛躍時制定計畫，而且能隨機應變，臨時修改行動計畫。巴頓曾在 2014 年發表一篇論文指出，為了支持臂躍行動這個新技能而增加的大腦迴路，不僅讓人類祖先的體操技能大為精進，同時也為頭腦體操（mental gymnastics）*打下基礎。[2]

　　然而指揮這些超快速動作的迴路，居然不在大腦皮層，而是在外觀像花椰菜的小腦裡。從構造來看，小腦是位於腦下方的獨立結構，大約從早期猿類開始在樹林間臂躍行進時，小腦便開始擴張，而且與皮層相比，大的不成比例，此一趨勢在類人猿（great apes）的演化過程中一

---

* 指當一個人以堅持的信念行事，該信念卻受到反駁時，會自行思考一套解釋方式，來處理認知失調。

直持續下去，分化為人類祖先的這個分支後，小腦則是加速擴張。

小腦的構造使得擴張過程相當順利，小腦像是一座悉心照料的葡萄園，裡頭排列著井然有序的神經元，與傳輸超快速的線路相連，換言之，一個「模組」[*]能以相當快的速度複製並栓緊。至少從演化的時序表（timescale）來看是如此。

直到最近演化生物學界才對此發現提出「那又怎樣」的質疑，因為小腦一直被視為負責控制精細動作，為了支援複雜的新動作技能，小腦會擴張有什麼好大驚小怪的。

1990 年代後期與 21 世紀初期，學界才開始改變他們對小腦的看法。大家逐漸認清，小腦不只控制動作，還能控制思考及情緒。

從大腦顯影與追蹤整個腦部的神經元後發現，許多演化而來的較新小腦「模組」，會直接連線到前額葉皮質區，也就是負責規畫與前瞻性思考，並協助微調情緒反應的區域。事實上，**小腦只有一小部分與控制動作的其他腦區連結，其餘的小腦則專門負責思考與感受。**

---

* 指小腦新擴張的部分。

　　巴頓的理論指出，**臂躍行動涉及動作與前瞻性思考，以及擔心從高處墜地的恐懼，這促使我們學會了序列思考法（sequential thinking）**＊，**幫助我們應付各式難題**，包括了解語言及數字的規則、製作簡單的工具及說故事，甚至是登陸月球及返回地球。

　　這不禁令我們聯想到與人溝通時，一旦對話變得話不投機，與我們預期不符時，我們往往會感到不知如何是好，而且心情往下墜，說不定也跟臂躍行動有關。

　　不論是編織圍巾，還是思考下棋的一連串布局，這些技能不僅需要精細的動作控制，還須規畫一系列能達到目標的行動，因此序列思考，對於前述技能格外有幫助。此外，還能解釋黑猩猩是如何想出一連串動作，成功用樹枝「釣」到一堆白蟻†，巴頓指出：「人類懂得如何依序用一連串行動來達成目標的能力，有點像是我們理解世間因果關係的基礎。」

＊　思考循序漸近的解決步驟。
†　科學家曾拍到，黑猩猩將樹枝製作成捕食白蟻的釣桿，將樹枝伸入白蟻巢穴中，釣起白蟻來吃。

久坐不動會使大腦功能退化

只可惜其他的類人猿並未好好運用難能可貴的前瞻性規畫技能，反倒是人類將此技能發揚光大，這可能要歸功於人類的祖先與其他猿類分家後，他們開始過起截然不同的生活型態。

人類的祖先鮮少待在樹上，而是開始在地上四處奔波找尋食物，這種新的生活型態改變了心理與生理需求，帶來另一個演化的關鍵點 —— **行動與思考方式必須同步更新，才能提升存活機率。** 如此一來，想要腦力全開，體力也必須全開。

在這裡我必須提醒大家，千萬別忘了演化從未停止。我們的身心之所以會是現在這個模樣，並不是因為演化早就打定主意，要讓人類成為地球上最聰明、最有自知之明的物種，而是因為歷來發生的種種改變，提供我們某種生存優勢。每個改變化肯定都是有用的，並且因為能持續提供好處，而得以繼續留在我們身上。

用進廢退遂成為演化的一般原則，而且特別適用於人類對動作的生理反應。 大家都知道人類的運動能力，例如肌力、心肺適能等，與個人過去鍛鍊這些系統的多寡有

直接關聯。但並非所有物種皆需要靠事先鍛鍊才能達成目標,以斑頭雁為例,牠們每年都在毫無訓練的狀況下飛行3,000公里移居他處,結實的飛行肌與更大、更有效率的心臟,並非出自為期數個月的密集操練,而要歸功於季節的改變及更多的食物。[3]

可惜人類不僅身體構造與斑頭雁不同,而且「用進廢退」原則特別適用於人腦。南加大的人類演化專家大衛‧瑞奇林(David Raichlen)指出,用進廢退的特性可以追溯至大約四百萬年前,當時人類的祖先已經不像人猿那樣整天坐在樹上吃水果,而是開始四處探索與覓食。

當時東非的氣候日益乾燥涼爽,原本自成一方的熱帶森林,逐漸變成了視野開闊的林地和大草原,這使得食物更難找到,迫使人類祖先必須跋涉到更遠的地方覓食。在這樣的情況下,站得更直的人,因為能走或跑得更遠去覓食,便在演化上取得優勢。[4]

能找到最棒的覓食途徑,而且記得如何走回基地的人,更能存活下來並把他們的基因傳給後代。到了距今約兩百六十萬年前,人類多了狩獵這項技能,臨機應變能力變得更加重要,人類的祖先不只要聰明地四處覓食,而且還要集合眾人之力,智取體型比人還大的獵物,於是走得

更遠且腦力更好這兩種演化壓力，就一起被納入人類特有的演化史中。

瑞奇林指出，如此一來，我們的生理機能變得穩定，當我們運動時，大腦就會增加更多容量作為回應。[5]大腦裡負責記憶與空間導航的海馬迴，對體能運動的反應就是增加新的細胞，也就是增加大腦記憶庫的容量。要是未來覓食或狩獵需要動用此一新容量，就比較可能被（演化）留下來。

除了增加新的神經元，更大的腦容量還需要更多的血管，以便提供更多的氧氣與燃料給腦部，幫助大腦完成工作。反之，如果新的記憶庫被閒置不用，大腦就會開始節省能量，移除非必要的構造，並修剪沒被利用的容量，以收回部分的能量預算，轉給其他有需要的地方。

此一演化過程的結果是，與人類關係最近的類人猿只在萬不得已時才會動一動，卻不會因為懶得動而對身心造成損傷，但是人類卻跟海鞘一樣，**受制於「用進廢退」原則，為了應付採集與狩獵生活特有的生存挑戰，我們的心智能力與我們的活動程度是綁在一起密不可分的。**

如果人類想要擁有健康的身心，就不能久坐不動，在人類祖先放棄依靠採摘樹上的水果維生後，便與那樣的生

活型態分道揚鑣了。至於我們該有多少的運動量，不妨參考住在非洲坦尚尼亞北部的哈札人（Hadza）[*]。研究發現，該族的女性一天步行將近 6 公里，而男生則步行 11.5 公里，約 8,000 ～ 15,000 步。

如果把這個數據當成人體演化的粗略指引，意謂著，要想擁有一個功能健全的腦袋，就一定要動。如果你不喜歡動，最好記取人類祖先之一直立人（Homo erectus）的教訓，他們就是因為懶得動而滅絕的。

從好的一面來看，將行動與思考連結在一起的演化壓力，就是為什麼我們動起來心情會變好的原因，因為運動會使腦內啡（endorphin）增加，讓人感覺運動毫不費力，甚至會非常高興，而且還會在我們開始覺得疲累時，鼓勵我們繼續動下去。

但另一方面，這不禁令我們感到憂心，如果心智是為了幫助我們動起來而存在的，但我們卻不肯動，搞不好未來我們將淪為固著在沙發上的「海鞘人」，而我們得來不易的大腦則會變成一坨漿糊。

不過大家也不必太過驚慌，畢竟適應環境可是人類的

---

[*] 現今碩果僅存過著原始採集狩獵的族群。

強項，我們只須應用適應力，讓自己離開沙發站起來，並記住活動身體有多麼快樂，就可以避免大腦退化。

想像力、規畫力來自動作的累積

關於人類的行動、思考與感受，就比較難在我們的演化史中鎖定某個特定時點，因為我們無法看到自己腦中的情況，當然更不可能從其他物種的腦中看到。不過我們確實知道這些感受發生過，因為我們曾在某一刻感覺到自己能在腦海中虛擬地移動。

其他物種是否也能這樣做仍有待商榷，不過我們確實從某些物種身上看到類似前瞻思考的行為。2009 年，有一隻被人類捕獲並命名為桑提諾（Santino）的黑猩猩，被安置在瑞典菲呂維克動物園（Furuvik Zoo）裡，有人目睹牠在獸欄裡冷靜地堆放石塊，後來牠拿這些石塊扔擲遊客，這顯然是一項有預謀的攻擊行動。[6]

同樣地，烏鴉家族裡最聰明的成員灌叢鴉，會把食物存起來等日後再吃。在實驗過程中，研究人員固定提供滋味普通、磨成粗粒的飼料，當灌叢鴉偶爾被餵食一些比

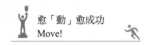

較好吃的新鮮貨時,牠們會看似有意地把這些食物儲存起來,等到之後又被餵食普通飼料時,再把這些預存的好料拿出來享用。[7]

雖然部分科學家認為這就是前瞻性思考的證據,但其他科學家卻不認同,他們堅稱這種行為並不能證明,灌叢鴉是為了未來的需求而儲存這些食物。在我們找到與動物對話的方法之前,恐怕無法確知真正的答案是什麼。

不過我們確實知道,人類絕對擁有重溫過往及預先規畫的能力,能想像前所未見的事物,穿梭在時光隧道中,神遊於過去和未來。向過往學習並替未來預做規畫,確實是人類的專長,而這樣的能力要歸功於羅多夫・伊納斯所說的:「行動力的逐步內化。」伊納斯認為,思考與行動基本上是同一類事物,唯一的差別在於,行動有最終階段,能與外在環境連通,讓外在世界感受到真實性。

這項能力的好處是顯而易見的,有別於動作,**思考是看不見且零風險的,讓我們得以探索自己的內心世界,在心裡盤算事情是否可行,並根據新的資訊更新想法,以免因為魯莽行事而讓自己陷入險境**。情緒亦是如此,情緒的作用是為了激發我們採取行動,改變不對的事情。

要是動物真的能在採取行動前,先在心裡盤算得失,

無疑是一大優勢，既能智退掠食者或智取對手，又得以悠遊於複雜的世界。

有趣的是，1960 年代的實驗顯示，**「身體、頭腦、理解系統」必須透過真實生活中的動作訓練，才能在我們心裡的虛擬世界中發揮作用。**

當時有個關於視覺感受（visual perception）的經典（但令人心碎）實驗，研究人員把兩隻小貓綁在一個貓用旋轉台上。[8] 牠們整天在旋轉台上轉個不停，各自看著相同的實驗室景觀，唯一的差別是，其中一隻小貓的雙腳是站在旋轉台上，只要往前走就可以駕駛旋轉台；但另一隻貓咪卻是被懸吊在一個盒子裡，雙腳完全搆不著旋轉台，也無法控制旋轉台的轉動。

幾週後，兩隻貓咪終於重獲自由，可以用腳駕駛旋轉台的貓咪看起來並無大礙，牠的眼睛還能正常視物，也能正常走動；但另一隻貓咪卻失明了，牠無法避開障礙物，也無法在屋內安全行走。科學家的結論是，因為貓咪從小就無法將身體的動作與不斷變化的外在世界連結起來，所以永遠無法理解眼睛看到的東西是什麼意義。

在實驗室以外的地方，**動作與內在經驗的連結是自動發生的，而且會逐漸累積，讓我們能在此基礎上，充分了**

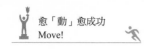

解自己在這世界的位置，以及我們的行動會如何影響我們的體驗。

此一過程說不定還能解釋人類意識的基本謎團——為什麼腦海中有如此豐富的感官經驗。比方說，為什麼我們能在腦中生動地想像正在聞一朵玫瑰花或正在觀看日落，或是想起與所愛之人相擁時那種暖烘烘的感覺？

這些想像的經歷彷彿就存在於我們的腦中，但是巴黎第五大學（Paris Descartes University）的哲學家凱文・歐力根（J. Kevin O'Regan）指出，**這些經驗其實源於我們移動身體的方式，以及身體跟環境的互動**。[9] 然後這些感受與身體的體驗脫鉤，並且被放大，在心靈的迴圈中不斷循環，從而變得愈來愈強烈。

根據此一理論，人類豐富的想像力，像是讀一篇文章後「心有所感」，或是被一件藝術作品「深受感動」的能力，來自我們移動的方式，以及跟世界的互動，這些感覺可與外在世界分離，並被祕密送去我們可以私下品味的地方。[10]

總之，**不論是預先規畫、想像未來、記住我們身在何處及正在做什麼，或是獲得深刻的感受，身而為人的各種經驗，其實跟我們在世間的行動密不可分，事實上，與心**

智的概念也是息息相關。

身體內外的感受與經驗，形成自我意識

「心智究竟在哪裡？」這是長期以來科學與哲學爭論不休的大哉問，同時也與本書中提出的概念密不可分，心智究竟是什麼，又存在於何處？迄今尚未有定論。

從認知科學的觀點來看，心智是大腦的一個構造。根據此一論點，大腦就像是電腦的主機，心智是軟體，神經元及神經系統裡的其他細胞則是硬體。從這個觀點來看，身體固然重要，但主要功能是系統的輸入來源，至於要判斷發生了什麼事，並決定該如何因應，則需取決於大腦的聰明演算法。

認為身體只是對全能的大腦聽命行事的概念，可能是大多數人的想法，甚至反映在大眾文化中。1990 年代的經典電影《駭客任務》（*The Matrix*）中，聰明的機器人讓人類生活在投射於腦中的虛假現實裡，當男主角尼歐（Neo）需要學習功夫時，只要透過 App 就可以了。

但是主張體感認知（embodied cognition）的人則不

信這套。他們並不把大腦視為電腦主機，而是看成大型網絡裡的一個節點，這個網絡不只擴張到全身，而且及於周遭的環境。根據此一觀點，如果尼歐不是靠比劃那些動作來學會功夫，那麼他的大腦再厲害，也是完全派不上用場。就像被綁在旋轉台上的可憐貓咪，根本不可能把大腦學到的東西化為行動。

身體會做的事肯定比我們想的多，我們的身體位在什麼位置、我們能安全無虞地走動而不會撞到東西、不必思考就能調整身體的平衡，或是反射性地伸出手接住一顆即將擊中臉部的球，全都是拜我們的本體感覺（proprioception）之賜。透過本體感覺，我們本能地知道自己身在何處，我們是怎麼動的，以及我們的身體該從哪裡開始到哪裡結束。

還有更神祕的內感受（interoception）能偵測身體內部生理狀態。身體一整天從早到晚忙著微調無數個生理儀表板（dials），讓我們的身體保持在一個可安全存活的範圍內。此一持續不停的微調，稱為「體內恆定」（homeostasis），讓體內各系統自行管理，例如心率、血糖值、水分平衡，並互相了解彼此的最新狀況。

這些變化中，有一些是我們能意識到的（例如心怦怦

狂跳），有些則意識不到。根據南加大的葡萄牙籍神經科學家安東尼歐・達馬吉歐（Antonio Damasio）指出，這些變化全都會影響我們的心智。

達馬吉歐認為，**持續進行的體內恆定，不論是有意識還是無意識，都是建立自我感覺（sense of self）的核心，而且也是自我感覺的體驗。**透過體內恆定及我們對於當下狀況的內感受，我們就知道自己當下是安心放鬆還是惶惑不安，是否感到疲倦、口渴，或是需要吃點零食。

內感受能力的高低因人而異，愈能體察自身內在狀態的人，就愈能採取適當的行動，並讓身心回歸平衡，例如適時休息，或離開讓他們直覺感到不對勁的人。

但這並不表示大腦毫無作用，大腦顯然在我們的精神生活扮演重要的角色。但若是從體感認知派的觀點來看，這一切並非是由大腦在發號施令，**大腦只是彙整我們所有的內在體驗，好讓整個系統能搞清楚它們的意思。**

腦島（insula）是大腦皮質的一個區塊，位在大腦某個皺褶深處，就在耳朵的上方，腦島似乎在這過程中扮演特別重要的角色，負責把內感受與本體感覺的訊息，以及透過感官獲得的資訊全部結合起來，得出神經學家巴德・克雷格（Bud Craig）所謂的「全球情緒時刻」（global

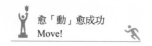
emotional moment）[*]——我當下的感受。[11]

關於意識心（conscious mind）的種種疑問，包括它究竟是由什麼組成？如果你想仔細端詳，那它會在哪裡？會是什麼模樣？截至目前止仍是眾說紛紜、尚無定論。

早在 17 世紀法國哲學家勒內・笛卡兒（René Descartes）就曾兩手一攤無奈認輸，並宣稱身體（包括大腦）具體可見，但心智既看不見也無法測量。從那時候起，此一看法儼然成為普遍的共識並流傳至今，最主要的原因是，如果心智真的是由「某些東西」組成的，那我們應該會有可以量化它的方法，但直到現在，我們還是沒有找到。

許多神經學家及哲學家皆相信，我們所認為的心智，其實是一種幻覺，是把身體與大腦周遭的訊息組成一個「我」（self）時，意外出現的副作用（其實佛學家早就提出這樣的見解了）。

心理學中新興的體現（embodied）[†]領域，認為有意識的自我（conscious self），是以身體的感官體驗與世界的

---

* 由來自身體、環境和社會，真實產生的感受。

† 主張生理體驗與心理狀態間有很強的聯繫。

互動為基礎，而且兩者是綁在一起的。近幾年神經學家已經開始綜合這些想法並提出統一的解釋 —— **所謂的心智，是持續預測身體內外可能會發生什麼狀況的過程中，採取行動並加以調整後的結果。**在世界上四處行動並與之互動，就是理解大腦為什麼會信以為真的最佳方法。

而這正是運動的重要性。**讓身體動起來不只會改變本體感覺，還會透過身體內在狀態的改變，對來自感官與內感受的資訊產生附帶效應。**運動會改變形成感受的化學與物理基礎，讓我們得以將感官的輸入變成「全球情緒時刻」，留給我們不同的「當下感受」。

簡言之，這就是本書接下來要討論的內容。我們會在不同的章節中一再看到，**我們完全可以把運動，當成是一種優化身心功能的自我管理形式。**而且不論你相信與否，存在於你的腦中、並透過你的眼球往外看的「你」，是否分布於你的全身（包括大腦），或是否根本沒有你，這些全都不重要。事實的真相是，大腦、身體與心智共同組成了一個美麗的系統，當系統動起來時，就會運作地更好。

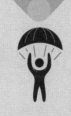

第 2 章

散步讓思緒更清晰

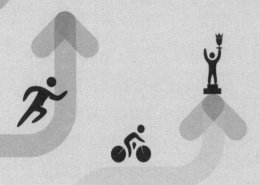

「偉大思想全都發想於散步途中。」

——尼采（Nietzsche），德國哲學家

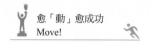
雙腳既能移動，也有助思考

英國生物學家查爾斯・達爾文（Charles Darwin）有很多事情需要思考，那時是 1842 年的夏天，距離他結束「小獵犬號」（Beagle）的探索旅程返回英國，一晃眼已經過了五年多。他只在剛回來時，草草完成首張「生命之樹」的素描，[1] 之後便因家中人口增加，以及倫敦喧囂嘈雜的城市生活，讓他很難靜下心來思考，更遑論提出革命性的生物學理論。

於是他決定多頭並進地動起來。首先，他們舉家搬遷到一處悠靜的鄉間宅邸，屋外有廣大的空間可供孩子們玩耍，不會在他的書房外嬉鬧，接著他立刻在住家附近打造他的「思考小徑」——一條長約 400 公尺的碎石子路，途中會經過蜿蜒的草坪，再穿過一片幽靜的林地即可返家。每天達爾文都會在小徑上來回走個四、五趟，最終在那裡想出了石破天驚的演化論。

今天，我帶著兒子跟他朋友一起走訪這條小徑，我在前面走著，他們在後頭慢吞吞地跟著，心思全都放在 YouTube 的搞笑影片上，此刻我格外能體會達爾文的痛苦。

　　近年來蓬勃發展的運動科學證實，走路不僅能讓心情平靜，也是讓思路更加清晰的大功臣。**走動是多功能的心智工具，能讓我們的心理與生理產生特定的變化，而這些變化又會反過來徹底改變我們的思考與感受方式。**

　　走路有助於思考早就不是什麼大新聞了。從德國哲學家弗里德里希・尼采（Friedrich Nietzsche）與英國作家維吉尼亞・吳爾芙（Virginia Woolf）這兩位先哲，到微軟創辦人比爾・蓋茲（Bill Gates）和蘋果公司創始人之一史蒂夫・賈伯斯（Steve Jobs）這兩位當代天才，都展現出過人的「用腳思考」（thinking on foot）*。

　　我們就來試著解開天才的祕密，了解走路為什麼這麼有效，以及該怎麼走才對。更重要的是，科學研究即將揭露，**不同的走動方式，會產生特定的心理益處，端視你想要達成什麼目標。**

　　可能有人會嗤之以鼻，認為該怎麼走路還需要人教嗎？但不論是演化生物學、生理學，或神經科學領域的研究全都指出，**人類之所以會演化成現今的樣貌，其實是走很多路，再加上少量的跑步而來的，如果我們的運動量不**

---

* 原意是指良好的隨機應變能力。這裡指藉由散步幫助思考。

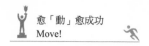
夠，很有可能會失去我們在心理和情緒方面的優勢。

由於研究人員把所有壞事，像是智商降低、缺乏創意、心理不健康等，全都歸因於久坐少動的生活方式，因此我們有充分的理由，必須重新學習如何走路。正巧演化大師達爾文最愛散步，我們就先從人類的演化故事，來驗證思考與走路間的密切關係吧。

誠如前文提過的，人類在發展狩獵與採集前，我們的遠祖基本上是一群懶蟲，大半時間都坐著吃水果或奇怪的塊莖植物果腹，他們跟現今多數人一樣，一天平均走3,500步，但不一樣的是，這麼低的活動量是因為配合進食量，所以他們的身心狀態不會變差。

然而隨著時間的推移，地球的氣候改變了，原本的林地變成大草原，食物變得較難找到，人類的祖先為了找到足夠的食物，只好擴大覓食的範圍，最終一些聰明的人想出狩獵與採集法，才能獲取足夠的卡路里活下來。

從生存的角度來看，這顯然是個好主意，因為演化偏好更能長途跋涉的人，所以人類演化成了很會動的物種，而且不管你喜不喜歡，我們身上全都具有那些基因。

南加大的大衛‧瑞奇林和亞利桑納大學的基恩‧亞歷山大（Gene Alexander），兩位研究人類演化的學者

在 2017 年共同發表「適應力模型」（adaptive capacity model）理論。這是史上頭一次有人指出，成年人的大腦可塑性與人類的演化史有關。

雖然數十年前我們就已經知道，想要促進腦部健康、增強記憶力與注意力等認知能力、降低罹患憂鬱症和焦慮症的風險，體能運動是最好的方法，但直到現在我們才明白原因，套句瑞奇林的說法，那是因為我們演化成了「會動腦的耐力運動員」。[2]

會動腦很重要，因為狩獵與採集無法單憑體力，不可能邁開腳步走出去，就會有可口的獵物自動送上門，況且相較於大型動物，人類的體格稍嫌弱不禁風，根本不可能靠蠻力撂倒對方。因此人類的狩獵方式其實是靠智取，而且經常是團體行動。

人們小心跟蹤獵物，並預測獵物的下一步行動，然後抓準時機加以獵捕，還要隨時保持警戒避免危險，最後還要記得如何回家。採集食物同樣要用腦，要記得到哪裡找到食物，還要防備想要吃掉你或是想要偷你食物的動物。

結果，**雙腳演化成了一個文武雙全的謀生利器，既能走動又會思考**，如若不然，我們的大腦就必須忍痛做出取捨，減少腦容量以節省珍貴的能源。此外，當我們邁開雙

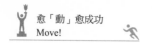

腳行動時,大腦就會開始保持警覺並認真學習。

快走能帶來好心情、提升腦力

腳腦並用其實沒那麼困難,因為演化早就幫我們建置了幾項獨特的設計,讓移動雙腳能帶來好心情。即便多數人現在已經不需要靠狩獵與採集過活,但這套系統仍舊運作良好,能幫你達成想要的目標。

演化建置的獨特設計,包含了大家耳熟能詳的物質——腦內啡與內生性大麻(endocannabinoids)這兩種荷爾蒙,都能令我們在運動或跑步後感覺心情愉快。而研究也已證實,人類及其他「運動型」物種,運動後體內的腦內啡與內生性大麻會大增。

瑞奇林也做了實驗,他將人類與活潑好動的犬類,以及沒那麼愛動的雪貂做了一番比較。以內生性大麻的增加情況來看,我們跟犬類比較像,跟雪貂就沒那麼像。[3] 以走路來說,必須走到上氣不接下氣的程度,才能產生像跑步那麼高的愉悅感,就連跑步也必須達到會喘,雖然還能講話,但無法一直聊天的強度,才會開始產生愉悅感。

不過腦內啡就比較容易產生，只要快走 20 分鐘就行了。還有一種同樣由大腦衍生的神經傳導物質 —— 大腦衍生神經滋養因子（BDNF），它是一種生長因子，能讓海馬迴產生新的神經元，進而增強記憶力，尤其是空間記憶力。此外，還能提高大腦產生新連結的可能性，增強我們的學習力。

以上這些關聯是大家早已耳熟能詳的，而且已被視為運動生理學與心理健康的普通常識。接下來我要報告一些近期的新發現，說不定會令你大吃一驚。

譬如說，大家可能不知道，**我們的雙腳有一組內建的「壓力感應器」，會配合心臟的跳動傳送更多血液至腦部**。這是一位名叫迪克・格林（Dick Greene）的美國工程師發現的，他曾在德州的油田工作多年，但在 1970 年代決定轉行研究人體。

當時的觀念認為，運動使心率提高，會讓更多血液流入正在工作的肌肉，但不會改變腦部的血流量，因為我們的血管會調節口徑，使血流量保持常態，以免腦部的血流量忽高忽低。會這樣是有道理的，如果腦部血流量太少，腦組織就會缺氧壞死；血流量太多腦則會脹大，把纖細的腦神經向頭顱擠壓。

　　但格林對此理論產生質疑，他認為，腦部的血液供
應，應該有更多的轉圜空間。不過以當時的技術，只能在
人體躺平的時候，測量流入腦部的血流量，而且通常是直
接測量動脈與靜脈的血流量，因此根本無從得知，運動是
否會造成任何改變。

　　於是格林想出一個方法，用一種非侵入性的頭戴式超
音波裝置，來測量頸動脈的血流量，如此一來，受測者在
走動或跑步的情況下，仍能持續獲得測量數據。結果跟他
預想的一樣，他發現任何形式的有氧運動，都會使腦部的
血流量增加 20％～ 25％，至少短期內是如此。

　　更重要的是，他的團隊發現，**運動時將全身重量落在
雙腳，能進一步增加腦部血流量**。格林在 2017 年發表的
一份研究報告指出，運動時將全身重量落在雙腳，會壓迫
雙腳的主動脈，增加血液的流動壓力，從而使流入腦部的
血量再多增加 10％～ 15％。

　　目前我們還不確定多出來的血流量，是在當下還是一
段時間後，才會讓腦部運作得更好，這種如同運動後「替
齒輪上油」的效應，正是格林與團隊所努力研究的。他原
本預定在 2020 年發表一項新的研究報告，測量健康的人
在站立、走路與奔跑時的血壓，可惜這項研究因為新冠肺

炎疫情而被無限期地擱置了。

但他發現了一個有趣的現象，**當我們的步伐頻率（步頻）與心跳頻率（心率）相同時，能獲得最大的運動效益，格林的實驗發現，當步頻與心率同為每分鐘 120 下時，能增加最多的血流量。**當步頻與心率同步，似乎能為大腦提供穩定增加的血流量，格林猜測這可能就是我們快走一陣子後，會感覺心情愉悅的原因。

跑步似乎會增加更大的血流量，因為當你的腳部著地時，會受到相當於 4 ～ 5 倍地心引力的衝擊。當時人在美國愛達荷州（Idaho）某座山上健走的格林，透過視訊通話告訴我，如果是穿著能避震的氣墊鞋運動，效果可能會打點折扣，換言之，赤腳或穿著薄底的鞋子跑步，說不定運動效果會更好，不過這一點尚待科學研究證實。

聽到上述這些新發現，我不禁開始做起發財夢，要是我能發明一款會促進大腦血流量的節律性足部按摩器，說不定會變成大富婆。

其他科學家也提出有力的論述，指出重點在於你要真的站起來動，這裡的關鍵詞是「地心引力」。說得更具體點，**做一些讓骨骼抗拒地心引力的負重運動，不但能讓生理產生變化，還會連帶讓心智獲益。**

過去我們一直把骨骼看成是支撐人體的乾燥白色桿子，但**骨骼其實是一種用進廢退的活組織，會因承受壓力而變強，未受壓力而變弱**。我們之所以會知道這一點，是因為太空人及長期臥床的人，他們因為不需要持續對抗地心引力，導致骨質密度很快流失，因為蝕骨細胞[*]比成骨細胞[†]工作更賣力。

認知發展與骨骼負重息息相關

但多數人不知道的是，骨質流失竟連大腦也受害。研究發現，**骨質密度流失與認知下降的風險，兩者是有關聯的**。[4] 太空人在太空中工作一段時間後，似乎也跟長期臥床的人一樣，會出現短期的認知問題。

現在有愈來愈多證據顯示，此二者的關係如此密切，是基於一個奇怪且令人吃驚的事實 —— **我們的骨骼會持續與大腦進行對話**。而對話內容，與我們要求骨骼運動的程

---

* 蝕骨細胞會分解老化骨骼，讓舊的骨組織重新被人體吸收。
† 成骨細胞能生成新的骨骼。

度，以及骨骼需要對抗多大的地心引力有關。

為了深入了解此事，我特地拜訪神經科學界的傳奇人物艾瑞克‧坎德爾（Eric Kandel），他曾因發現大腦儲存記憶的分子基礎，在 2000 年獲得諾貝爾生理醫學獎。我們於 2019 年明亮的十月天在紐約見面時，距離他的九十大壽還有一週，儘管他對記憶力的研究興趣依舊不減，但或許是因為年紀大了的關係，他現在的研究重點，已經轉往如何在晚年維持良好的記憶力。

在我看來，他的記憶力滿好的，每週仍舊會到哥倫比亞大學的科學中心工作五天，而且他幾乎都是從距離實驗室約 4 公里的住家走路去上班。他對科學研究的熱忱絲毫未減，並且迫不及待地想說明他的最新研究──運動與記憶力之間的關聯。

他告訴我：「我很喜歡走路，而且在閱讀了相關文獻後發現，骨骼其實是一種內分泌腺體，它會釋放一種稱作骨鈣化素（osteocalcin）的荷爾蒙。於是我做了一些實驗，我把骨鈣化素注入被實驗的動物體內，結果發現牠的記憶力增強了，而且還強化了很多種心智功能。我心想，這太棒了，不枉我每天花那麼多時間走路。」

他所閱讀的研究報告，來自哥倫比亞大學的另一位

科學家吉拉德·卡森提（Gerard Karsenty）。卡森提從1990年代就開始鑽研骨骼遺傳學，想要了解為什麼骨頭會積聚鈣質且硬化，而其他器官卻不會。當時他主要的研究標的是骨鈣化素的基因，這種蛋白質只會由負責產生新骨骼的成骨細胞分泌。

　　既然骨鈣化素是在成骨的過程中分泌，那麼它理應在骨骼變強壯的過程中扮演重要角色。沒想到卡森提表示，事情完全不是這麼回事：「我原本以為自己能揭開骨礦化*的祕密，想不到，骨骼並不在乎有沒有骨鈣化素。」卡森提對於當年的雄心壯志，既懷念又覺得好笑。

　　把被基因改造以致缺乏骨鈣化素的大鼠，放在電子顯微鏡下觀察，外表看起來是完全健康的，但很快就發現牠們一點也不好。首先，牠們的性格異常溫順，即使被觸摸也不會咬人，被挑中也不打算逃跑，只是靜靜地坐在那，冷眼看著周遭世界，儘管牠們外表看似平靜，其實內心比正常老鼠更焦慮，也更喜歡躲在陰暗的角落，無意探索新的地方。

　　牠們在用來測試老鼠記憶力的標準測驗 ── 莫里斯水

---

* 骨礦化是指成骨細胞分泌礦物質，在一定條件下，形成正常骨質的過程。

迷宮（Morris water maze）的成績也不及格。在這個測試中，科學家會先訓練老鼠，在一個既深且四面陡峭的游泳池裡，找到一個沉沒在水中的平台，當老鼠了解那個平台是能救命的，科學家就會用更渾濁的水繼續測試，看老鼠能否記得安全返家的途徑。

健康的老鼠很快就找到平台，但是缺乏骨鈣化素的老鼠卻毫無頭緒，只會盲目的一直游。但是當卡森提把骨鈣化素注入這些老鼠的血液中，問題便迎刃而解，牠們變得跟普通老鼠一樣聰明。

卡森提的實驗室對此進行了長達二十年的研究，結果顯示**骨鈣化素會在成骨期間分泌，但並不是為了強化身體，而是要透過血液攜帶訊息至腦部，由海馬迴的特殊受體接收訊息。**缺乏骨鈣化素，這項溝通就無法發生，從大鼠的狀況來看，缺少骨鈣化素的大鼠，海馬迴與大腦其他區域都比正常老鼠小，而且神經元的連結也比較少。

儘管老鼠跟人類不能相提並論，但卡森提深信，上述實驗結果同樣適用於人類，他指出：「骨骼是演化期間最後出現的器官之一，而且老鼠的骨骼中出現的基因表現，也同樣出現在人類身上，所以我們從老鼠身上觀察到的情況，不太可能是錯誤的。」

　　截至目前為止，相關的人體研究為數並不多，但研究全都顯示，**人到中年以後，血中骨鈣化素含量低，與認知測驗表現不佳，兩者是有關聯的。近期的一份研究還發現，罹患阿茲海默症的人，骨鈣化素含量特別低。**坎德爾與卡森提目前都在進行進一步的人體研究，卡森提專攻神經退化性疾病患者的骨鈣化素含量，坎德爾則研究血中骨鈣化素含量的高低與記憶力間的關聯。

　　一想到我們這些上了年紀的人，血中的骨鈣化素含量會逐漸變少，真是令人不勝唏噓。人體的骨鈣化素含量，會在成年期的初期達到高峰，女性從 30 歲，男性則從 45 歲開始下降。因此坎德爾認為，不論任何年齡層，都該鍛鍊骨骼，他指出：「要活就必須動，而且年紀愈大，愈需要多活動。」

　　但問題是，要做多少運動，才能讓骨鈣化素含量提升到適量的程度，答案仍是未知數。卡森提認為，多數人的運動量應該都不夠：「如果從 30 歲就開始每天運動，應該就會有較多的骨鈣化素，但恐怕很少人能做到。」他還補充說，靠運動衝高骨鈣化素含量的效果，頂多持續數小時，之後就會回到你年紀該有的水準，他認為，服用補充骨鈣化素的維他命，可能是維持記憶力的好方法，特別是

那些行動不便的人。

不過受影響的不只是記憶力，骨鈣化素還會與肌肉對話，讓肌肉釋放更多燃料供運動使用。事實上，**骨鈣化素像是一種多功能的荷爾蒙，會告訴身體該邊動邊思考**，這也證實人類天生是個認知參與型的運動員。卡森提指出：「移動是一種需要用到肌肉的生存功能，而且還必須知道該往何處去，這就是認知，這些功能是有關聯的。」

至於我們的骨骼為什麼會演化成兼具記憶、移動及支撐三大功能，卡森提認為，是演化為了幫助人類趨吉避凶，所設計的一項巧妙的身心連動策略。卡森提團隊近期以大鼠所做的一系列實驗發現，骨骼釋放的骨鈣化素是「打或逃反應」（fight-or-flight response）[*]的關鍵部分。他們發現當大腦發出危險訊號時，骨骼就會釋放骨鈣化素到血流中，並隨著血液流經全身，關掉神經系統的休息與消化反應，同時讓身體趕緊活躍起來以便逃命。[5]

骨鈣化素提升記憶力，也是為了求生，它幫助我們記住每次緊急狀態所學到的教訓，作為日後再遇到緊急狀態時的借鏡。

---

[*] 一種感知威脅後的生理反應，讓我們為戰鬥或逃跑做好準備。

題外話，有個流傳已久、不必靠運動就能提高骨鈣化素的方法，就是幼齡鼠的血液能逆轉老齡鼠的衰老，讓老齡鼠恢復健康且增強腦力。矽谷新創公司 Ambrosia，便根據這則傳說，自 2016 年開始推出一項生意，以 1 公升的血要價 8,000 美元，把來自 16 ～ 25 歲年輕人捐的血，轉輸給 30 歲以上的人。[6]

該公司曾在 2016 ～ 2018 年間，進行一次內部的臨床試驗，並宣稱接受年輕血液後的受試者，血液中的失智症、癌症及發炎標記都下降了，但他們提出的這些主張，並未發表在任何科學期刊上，而且他們採用的試驗方法招致各界的批評 —— 受試者須支付 8,000 美元做試驗，而且未提供以安慰劑做的對照組。

美國食品暨藥物管理局在 2019 年 2 月，針對私人企業提供血漿轉輸，發出警示：「目前尚未有任何足夠嚴謹的研究顯示，接受年輕捐血者的血漿，有任何臨床上的好處，反而可能有安全上的風險。」[7]

Ambrosia 曾短暫停業，但隨即在 2019 年年末悄悄捲土重來，並改口說他們提供的血漿來自血庫，而非年輕人捐的血。[8]根據美國血液銀行協會的資料顯示，美國捐血者的年齡一般介於 30 ～ 50 歲之間，且 16％的血液來自

65 歲以上的捐血人。[9]

言歸正傳，目前科學家仍在研究，年輕人的血中是否真有什麼神祕成分，能幫助老人回春。卡森提根據他對大鼠所做的研究猜測，答案可能就在骨鈣化素，若給老齡鼠注射的血液中不含骨鈣化素，可能就無法發揮回春的效果。

讓骨骼負重，是否就能到老都擁有好心情與好腦力？如果適當負重是好的，那麼增加一些重量，例如在腳踝綁上沙袋，或用壺鈴鍛鍊，效果是否會更好？其實沒有確定答案。不過考量到所有相關因素，且有愈來愈多的證據顯示，**只要持續對抗地心引力，就能享有快樂與健康的老年生活。**

往前跑會讓人產生進步感

生理學的話題暫且打住，先來聊聊走路與跑步能改善心理健康的另一個原因 —— 短暫地改變你看待世界的方式。**不論是走路、跑步，或是任何一種靠你自己的力量所做的移動，肯定都能帶你去到某個地方，並讓你產生一種**

進步感。

超跑教練馬可斯·史卡特尼（Marcus Scotney）在 25 年前發現了這個道理，並藉此拯救自己脫離困境。馬可斯從十多歲便飽受憂鬱症的困擾，他發現唯有翻山越嶺的越野跑步能讓心情好起來。

結果跑著跑著居然跑出了名堂，現年四十多歲的他，成了一名超級馬拉松職業選手兼教練，並在 2017 年贏得威爾斯的龍脊賽*冠軍。這項比賽的難度之高，令許多運動員望之卻步，但他卻以不到四十小時的佳績完成比賽，並創下該項比賽的新紀錄。

我們約好在英國峰區（Peak District）的停車場碰面，當時是十分炎熱的八月天。其實我們從五歲開始到十八歲為止，都念同一所學校，不過我們並不是兩小無猜的青梅竹馬，而是同病相憐的天涯淪落人──我們都是校園裡不起眼的小角色，當時的我是個一頭捲髮的小矮子，他則是髮色薑黃的瘦皮猴。那天的久別重逢我們格外開心，一見面就給對方一個大大的擁抱。

我想盡各種理由，希望能說服他今天別讓我跑步，我

---

* 一項為期 5 天，總長約 300 公里的高山越野賽跑。

說：「小馬，我今天要採訪你，但我沒辦法邊跑邊說話。」

他回答說：「要是你無法邊跑邊說話，那你就是跑太快了。」

我說：「而且我不確定我能跟得上你的步幅。」

他說：「其實我的步幅並不大。」

幸好那天他正在進行減量訓練，為環勃朗峰超級越野耐力賽（Ultra Trail du Mont Blanc）做準備。這是另一項讓鐵漢運動員聞之喪膽的山路馬拉松大賽，全程 170 公里，要翻越阿爾卑斯山，所以那天我們沒跑步只健走。

這次重逢距離我們上次見面已經過了二十多年，這期間他經歷不少磨難。小馬高中畢業後，一直努力跟多種毒癮對抗，還曾兼差販賣毒品，有一次差點被敵對幫派的藥頭打死才決定金盆洗手。

他羞愧地表示，自己為了戒毒曾數度進出醫院，最後為了洗心革面而搬回家跟爸媽同住。沒想到經歷過這麼多磨難的他，仍堅持跑下去沒有放棄，他生平第一次參加山路馬拉松比賽，就在被暴打的隔天，當時他的下巴被打到裂開，醫生只好用牙齒綁鋼絲的方式，幫他把下巴固定住，並囑咐他千萬別太拚。

接下來幾年他過得順風順水，不但結了婚還有了孩

子，也找到正經工作賺錢養家。他曾當過戶外活動指導員，甚至還做過牧師。他的跑步成績優異，曾代表英格蘭及大不列顛，參加 80 公里及 160 公里的馬拉松比賽。然而就在他的前程一片大好、即將被任命為神職人員時，竟然又遭到命運的無情捉弄，害他精神崩潰。

聽他講述成年後十年的往事，非常心疼他是怎麼熬過來的，但小馬說在他們馬拉松的圈子裡，像他這種情況的人比比皆是。「這在超馬界根本是司空見慣的事，很多人都是帶著心理問題來參賽的，我們都想擺脫某些傷心事。」雖然他是笑著說這些話，但我並不認為他是在開玩笑。「只要你跑得夠遠，你就會覺得自己擺脫掉那些狗屁倒灶的煩心事了。」

其實心理學也支持此一說法。實驗顯示，**邁開大步向前行的確會讓人產生自己在進步的感覺，而前述的進步感，會大大提升我們對自身及人生的評價。**

體感認知理論的兩大宗師喬治‧雷可夫（George Lakoff）與馬克‧詹森（Mark Johnson）認為，**我們對於世界的理解，以及我們用來描述世界的語言，與人體的結構和移動的方式密不可分。**例如我們會用蒸蒸日「上」來形容成功人士；而倒楣的一天會令人覺得很失「落」；當

你搞「定」一個問題後，你就能繼續往「前」進了。[10]

心理學家也持相同看法，他們發現**一個人的行進方向，會影響他們的想法。向前行會激發對未來的想法，向後退則會喚起過往的記憶，**[11] 即便身體並未真的在動——研究人員在實驗室裡，讓受試者觀看一段向前或向後移動的星空景象，或要求受試者閉上眼睛，想像自己正朝著某個（或另一個）方向前進。光是研究人員提出的這些指示，就足以引導受試者的想法。

研究還指出，向前進會扭曲我們對時間的看法。西方人大都沿著一條想像的時間軸移動——過去位在我們的背後，未來則在我們的胸前。但實驗指出，當我們移動時，這條時間軸線會被扭曲與伸展開來，使得「過去」感覺更遠些。

有個令人印象深刻的簡單實驗，是請受試者從一個起始位置（地面上貼著一段電氣膠帶），走到另一個地方（前方數公尺的一個黑色水桶處），然後再詢問他們，過去或未來的某件事，感覺起來距離有多遙遠。[12]

結果，當我們向前走時，會感覺過去的事變得更遙遠。這個發現的重要性在於，罹患憂鬱症的一個主要風險因子就是反芻思考（ruminate），也就是對你曾說過的

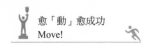
話、做過或經歷過的事一直耿耿於懷，導致心情愈來愈沮喪。**當身體往前移動，會讓你覺得壞事已經遠離，防止你鑽牛角尖。**

這就是小馬的親身經歷：「當某個有憂鬱症的人說『我一點都不想動』，你會以為他真的不想動，但其實他很想離開，只是身體好像被綁在椅子上動彈不得。」

「但是跑步會讓你覺得，雖然我現在在這裡，但最終我可以去到那裡。向前跑會給你力量，明白你是能夠前進的。」

憂鬱症的可怕之處在於，當你感覺被綁在椅子上時，很難找到掙脫束縛的動機並從椅子上站起來，跑步就更別提了，因此對某些人來說，一開始不妨先靠服藥提供站起來的動力。近期的一項研究顯示，憂鬱症患者的自主運動（voluntary movement）增加，是抗憂鬱症藥物開始發揮藥效的重要指標。[13]

有證據顯示，憂鬱症患者走路的樣子跟正常人不一樣，前者動作較慢，雙臂幾乎不擺動，而且體態顯得無精打采，眼睛會看著地面。[14] 看起來好像是憂鬱症造成他們這樣子走路，殊不知情況恰恰相反，實驗已經證實，**只要改變走路的方式，就能改變想法。**

　　許多實驗發現，給昂首闊步的人看一張寫有各種情緒性詞語的清單，他們會記住更多快樂的詞語；反之，被要求慢慢走而且不可蹦蹦跳跳的受試者，會記住較多負面的詞語。在實驗過程中，受試者並不知道自己是以「憂鬱」或「快樂」的步態在走路。[15]

　　有趣的是，（穿過高山、森林或鄉間的）越野路跑者，跑步方式跟平地的路跑者不一樣。越野路跑者的步幅較小，而且在經過高低起伏的路面時，雙腳會像塑膠球似的「彈跳」起來，難怪小馬跟我跑回停車場時會笑得這麼開心。沒錯，最後我們還是跑了一段路，幸好是下坡。

　　他對我說：「你可以想像地面燒著熱乎乎的煤炭，你肯定不想在上面逗留太久。」

　　「所以我也該使出彈跳式跑法？」我問。

　　「沒錯！」他嘴上回答我的問題，人早已一溜煙「跳」走了，把我狠甩在後頭，還不忘拋下幾句話：「不過跑個一百多公里後，恐怕就跳不動了。」

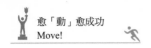
與其坐著苦思，不如起來動一動

　　很少人知道，其實達爾文自成年以後，身心方面一直飽受困擾，幸賴每天外出散步得以緩解。不過他兒子法蘭西斯（Francis）的書面記載顯示，達爾文的走路方式很一般，既不像越野跑者那麼輕快，更沒有讓他的心率與步頻同為每分鐘 120 下。他只是在思考小徑上怡然自得地漫步，認真地思考，完全沉浸在他自己的世界裡：

> 父親走路時，手中那柄沉重的鐵手杖會敲擊地面發出聲響。聽到熟悉的聲音，我們就知道父親快要到家了。[16]

　　那樣的走路方式，跟在熱煤炭上跳著走當然不一樣。但即使如此，達爾文式的漫步仍然有益心智，幫助他以獨樹一格的方式，解釋地球上各種生命的演化。現在已有愈來愈多的證據顯示，如果我們像達爾文一樣，邊走路邊思考，說不定也能想出更多精采的原創想法。

　　我們常說，創意思考是人類獨有的技能之一，可惜成年以後，只有少數人還保有天馬行空的創意思考能力，而這明明是我們最需要創意思考的時候。

　　這要歸咎於大腦，以及大腦利用全身聊天室主持人之便，強行根據先前的經驗，預測接下來會發生什麼情況。當大腦根據身體其餘部分的訊息，持續更新預測時，此過程有助於加快做出決定，並降低出現意外的可能性。這個角色大半落在大腦的前額葉皮質區 —— 位在前額的後方，負責邏輯思考與控制衝動。

　　當你逛超市時突然想來個側手翻；開會時突然想大放厥詞；開車時突然想闖紅燈，你的前額葉皮質都會立刻跳出來提醒你別做蠢事。前額葉皮質的這個功能，在很多種情況下都是有用的，不但能節省我們很多時間，還能避免我們出糗，但缺點是它六親不認，對所有想法一視同仁，因此看似莫名其妙的無厘頭想法，一律會被它「秒殺」，但這些想法說不定是有用的奇思妙想。

　　前額葉皮質區要到成年期的初期，才會與大腦其餘部分完全連線。這就難怪孩童會擁有天馬行空的創意，青少年會血氣方剛行事衝動，不過等它整合完成後，就又會變得一板一眼，想要跳脫「框架式」思考變得相當困難。

　　雖然困難，但還不至於辦不到，很多事情可以暫時降低前額葉皮質的活動力（此狀態稱為額葉功能低下），而且大多都跟身體動起來有關。

　　只要以一種輕鬆自如的步調、靠自己的力量動起來，就能讓前額葉皮質的活動力暫時降低，有可能是因為大腦把用來思考的血流，分配給跟運動及導航有關的迴路。

　　由於前額葉皮質的工作，就是把想法與記憶的數目，限縮到最合理的程度，只要把限縮的框架縮小一些，我們的心智就能無拘無束地自在漫遊，說不定還能產生新的連結，而不會被聊天室主持人否決。減少這一層過濾，便得以接觸更多選項，獲得你平常可能不會想到的想法。

　　前額葉皮質的另一個職責，是把我們的注意力引導到某個特定的目標，並專注在那個目標上，直到我們想出一個解決的方法。荷蘭社會心理學家艾普・德海許（Ap Dijksterhuis）認為，對於某些類型的問題，這種以目標為導向、刻意為之的直線型思考，其實是做出決定最糟的方式。[17]

　　有意識的思考使用的是工作記憶（working memory）[*]，這是一種心智速記板，能讓我們暫時存放資訊，以便想出一個結論。但是這項技能不僅重度仰賴前額葉皮質，而且

---

[*]　在工作記憶中，學習者可以藉由複誦，組織新訊息並產生內在連結。有些心理學家會使用「工作記憶」來替代「短期記憶」。

其中還暗藏一個不利因素 —— 工作記憶最多只能暫存五加減二個資訊，超過就開始失去頭緒。

德海許指出，對於包含許多枝節、超出工作記憶處理能力的問題，例如讓達爾文苦苦尋思的複雜問題，不妨徹底捨棄有意識的思考，效果說不定會更好。他提出的「無意識思考理論」，主張別將注意力放在問題上，交由無意識程序接手。

由於這種思考方式不會受限於工作記憶的數量，所以隨時都能考量更多的選項。如此一來，當某個解決方案自動送上門來時，答案就會以靈光乍現的方式出現在意識當中，也就是心理學家所說的「頓悟時刻」。

德海許設計的實驗，要求受試者仔細研究幾戶公寓的細節後做出選擇，每棟公寓都有許多優點與缺點，其中一組人在提出結論前，分心了 3 分鐘，其他組則直接做出選擇，結果「分心組」做出的選擇，優於直接做出選擇的其他組。[18]

不過並不是所有人都認同無意識思考優於直線思考，甚至根本不認同它的存在，因為進行無意識思考的人，並未察覺到它的存在，所以很難測量。但不論原因是什麼，確實有不少證據顯示，**短暫地讓前額葉的功能低下，不只**

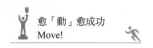
能免於鑽牛角尖，而且還能激發創意，想出別出心裁的解
決方法。

此一論點來自美國堪薩斯大學（University of Kansas）
的實驗，他們用一種叫做「經顱直流電刺激」（tDCS）
的儀器，暫時抑制受試者的前額葉皮質的活化，然後再要
求他們對一些日常用品提出有創意的新用法，受試者居然
能提出多達兩倍的新用法。而且當束縛想法的前額葉「框
架」被除去後，他們提出創意想法的速度顯著加快。[19]

我在 2016 年拜訪堪薩斯大學時曾試做這個實驗，研
究人員把電刺激裝置放到我的頭上，儀器的另一端連結到
一副 9 伏特的電池，我感覺我的注意力漂浮到不遠處。接
著，他們給我看各式各樣的日常用品，我毫不費力就想出
使用它們的新方法，像是用飛鏢的鏢靶把腳擦乾淨、飛鏢
前端的金屬針頭可以拿來刮掉鞋子上的泥土，而且每個人
肯定都同意，把鼻涕擤在束口袋裡，肯定比擤在面紙裡要
衛生多了。[20]

其實不必讓腦袋連接到 9 伏特的電池，也能讓創意力
大爆發。美國史丹佛大學（Stanford University）的研究
人員近期所做的一項研究，證實了一百多年前達爾文在無
意中獲得的發現，走路具有相當類似的效果。[21]

　　研究人員透過一系列的實驗，要求受試者對各種熟悉的物件提出不尋常的用法，受試者有時是坐著進行實驗，有時則是邊走邊做實驗。此外，有時是在室內坐著或走著做實驗，有時則是在戶外進行。

　　結果顯示，**走路讓受試者的創意力大增，他們想出的創意用法，足足比坐著時多了 60%**。如果是先走路再坐下，能讓走路的效果外溢，創意力還能再多延續一小段時間。研究人員因此獲得一項結論：「在腦力激盪前先走一走，表現會更好。」

　　至於是在室內或戶外走動的差別不大，對著一面牆在跑步機上健走的效果，跟在戶外健走是一樣的。不過確實有一些證據顯示，在綠地上散步的效果更好，能提供更多的靈感。[22] 另一些研究顯示，待在大自然中，會重新啟動我們的注意力。**但不論你在哪裡走路，抱持正確的心境皆是最重要的一件事 —— 以舒適的步調散步，似乎是激發創意最愜意且最有效的方法。**

　　不過說了這麼多，有件事卻令我們感到憂心，那就是世上眾多偉大思想家，為了找出解決人類困境的新方法，幾乎整日埋首於書桌前，鮮少在高山和低谷間漫步。就連一般人，如今也鮮少享受散步之樂（近期一項調查顯示，

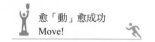
只有17％的人會外出散步，其中包括為了遛毛孩而不得不上街的狗奴才）。[23]

別讓下一代的創意被扼殺

在此同時，一群經濟學家已發出警示，近幾年來有創意的想法似乎愈來愈罕見了。這是巧合嗎？或許吧，不過似乎是個值得探討的問題。美國非營利組織全國經濟研究所（National Bureau of Economic Research）發表的一篇報告指出，過去數十年來，投入研究的人力逐年增加，但同一項研究的產出卻不斷遞減。[24]

即便最具創意的孩童（拜他們的前額葉皮質尚未形成之賜）似乎也在失去他們的優勢。維吉尼亞州威廉斯堡的威廉與瑪麗學院（College of William & Mary）的心理學家金慶熙（Kyung Hee Kim）在2011年發表一份研究報告，她比較了1990年代至2000年代，孩童接受標準化創意測驗的成績。

令人震驚的是，她發現那段期間內的測驗成績顯著下降，而且幼兒的情況格外明顯。金慶熙近期提出的最新報

告顯示，孩童創意低落的趨勢仍持續惡化，她將大部分罪責歸咎於現代教育沉迷於考試。但由於研究皆指出，運動能提升人們的創意心態，而且改變個人的行為比改變教育政策容易些，因此現代的生活型態恐怕難辭其咎。

金慶熙在回覆我的電子郵件中表示：「久坐生活型態的盛行，是造成兒童的創意思考能力不斷下降的原因之一。」她認為被動式休閒的盛行，像是看電視及其他需要緊盯著螢幕的遊戲，排擠了兒童進行主動式休閒的時間，是家庭及學校都需要正視的嚴重問題。

她認為，活動的形式並不重要，不論是走路、跑步或扮家家酒都行，只要是讓身體動起來的活動，都有助於想出很棒的點子，但坐著不動永遠辦不到。她指出：「體能活動會激發創意思考，不論是走路、跑步或任何的主動式玩樂都行。」

為了阻止事態繼續惡化，只要能動，就站起來動一動吧，用你覺得舒服的速度邁步前進。如果你不喜歡走路，那麼騎自行車或划獨木舟也可以，用你喜歡的方式進行就好了。

只要你是心情愉快地動，並且放飛你的心智，就能享受到運動的好處。可以的話，不妨在你熟悉的地方動一

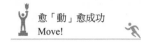
動，讓紛擾的心暫時休息一下，然後你就能帶著獨特的新想法回來，就是那麼簡單。

唯一要注意的是，**利用前額葉功能低下期間所做的沉思，其品質的優劣，與原本存在於那裡的事物大有關係，換言之，取決於沉思者既有的經驗與記憶。**記憶被儲存在遍布於大腦（有些人主張是遍布於全身）各處的網絡，這就是為什麼一個想法能夠立刻帶出另一個想法，就像骨牌效應一樣。每個人的（記憶）網絡是不一樣的，因為他們的人生經驗截然不同。

史丹佛大學的研究人員指出，**只要人能暫時關閉前額葉皮質的過濾功能，每個人都可以從自己特有的知識與記憶網絡中汲取靈感。**當頓悟時刻到來時，一些原本看似完全不相干的事物，會突然變得很契合，而且顯而易見，讓你不敢相信為何之前居然沒有人想到。而他們之所以想不到，是因為他們並不是你。

這世上有很多急需我們提出創意解方的棘手問題，像是氣候變遷、饑荒、戰爭、蔓延全球的新冠疫情、老化、人口瓶頸、資源不斷減少，像這樣的問題多到不勝枚舉，需要全人類共同努力解決。

重點是，要是下一代的「達爾文」，過著久坐不動、

兩眼緊盯前方螢幕的生活，他們恐怕連自己都搞不定。再加上前文提到的各種心理益處，不論是步頻與心率相同能振奮心情，還是骨鈣化素具有保護記憶力的力量，以及身體向前行能使人遠離負面情緒，全都需要身體動起來才能發揮功效，坐著不動顯然是最不利於思考的行為了。

散步讓思緒更清晰

- **快走才夠力**：每分鐘 120 步的快走（每秒 2 步），搭配每分鐘 120 下的心率，能讓大腦的血流量增加，並發揮運動後心情變好的效應。

- **用你喜歡的方式動起來**：心理學研究已證實，光是在腦中想像自己向前進，就能將想法引導至未來，並感覺過去已遠離，讓你不再鑽牛角尖。不論是走路、跑步或騎自行車，總之用你偏好的運動方式，讓身體快樂地動起來吧。

- **散步有助思考**：用一種輕鬆自在的速度走路或跑步，能讓想個不停的大腦暫時休息一下，讓自由奔放的心智，想出更有創意的解決方案。在開會前散個步放鬆一下，說不定能讓你精神大振、創意萌發。

- **努力對抗地心引力**：藉由運動對骨骼施加重力，能刺激

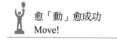

愈「動」愈成功
Move!

骨鈣化素的分泌，從而改善你的記憶力，還可能延緩大腦的老化。運動時，不妨背個後背包（可以放點零食）增加點重量。

第 3 章

增強體力，成為心理韌性

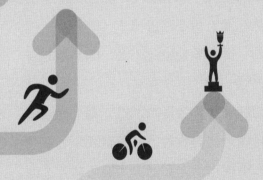

「體力是有機體全面運作的一種表現。」
——金・巴瑞特・哈洛威（Jean Barrett Holloway），
《舉重規則》（*Weightlifting Rules*）作者

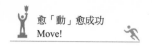
主宰身體，也能成為心靈的主人

英國特技演員泰瑞·瓦斯尼克（Terry Kvasnik）從三歲就開始練體操，之後陸續愛上了霹靂舞、武術及跑酷（parkour）。二三十歲都在做他夢寐以求的工作，他先是在倫敦西區的某項表演中擔任雜技演員，隨後進入了鼎鼎大名的太陽馬戲團（Cirque du Soleil）。

某天他騎著 50 cc 的小綿羊機車以 60 公里的時速前進，誰知一輛汽車突然插進來想要路邊停車，眼看瓦斯尼克危在旦夕，幸好千鈞一髮之際他臨危不亂，因為他的身體知道該怎麼做才能逃過一劫。

瓦斯尼克這輩子的訓練彷彿全是為了這一刻，他回述當時的情況：「我的身體彷彿對我說『兄弟讓我來，你閃一邊去』，我知道我必須從車頂上翻過去才能活命。」他真的那麼做了。他把小綿羊機車當成發射台，縱身一躍飛過汽車，背部在車頂上滾了一圈，然後在距離他的小綿羊機車殘骸 10 公尺外，帥氣地雙腳站定落地。驚魂甫定的他這才明白剛剛發生了什麼事：「我轉過身並再度坐下，心想，天啊，剛剛是什麼情況？」

這次意外他能活下來真是個奇蹟，而且居然只有輕微

的腦震盪、一處軟骨撕裂傷及單邊膝蓋撞傷。說來還挺諷刺的，他之所以會從英國搬到洛杉磯（意外發生的地方）就是因為他想要找一份特技演員的工作，他大笑說道：「我常以為那是我的潛意識想要表演特技。」

瓦斯尼克絕對稱得上是一位專業級的運動高手。但不論你是會表演翻躍汽車的雜耍高手或只是個普通人，擁有救命的力量及敏捷的身手都是件好事，以便在你需要的時候能派上用場。多年來的心理學研究已證實，**擁有能脫離險境的好身手，會在我們對抗人生的種種考驗和磨難時，大大增強我們的情緒韌性與心理素質。換言之，成為自己身體的主宰，能幫你成為心靈的主人。**

1988 年有一項研究，讓十多歲的青春期少女接受為期 12 週的重量訓練後發現，這**不僅讓她們的體力增強了四成，同時還提振了她們在生活中各方面的效能。重量訓練也改善了她們解決社交糾紛的能力、避免發生肢體衝突。**該項研究的第一作者暨舉重愛好者金·巴瑞特·哈洛威（Jean Barrett Holloway）感嘆道：「很多女性展現的力量水準，其實低於自身的潛能。」因而錯失了心理與情緒上的附帶好處。[1]

在前述研究發表三十多年後，女性的力氣已經迎頭

趕上男性，但是這個好消息卻因為男性體力愈來愈差而蒙塵。2016 年，有項研究拿 1985 年 20 ～ 35 歲學生的握力，跟同年齡層的現代男性相比，結果發現 1980 年代男性的握力達 53.1 公斤，而千禧世代[*]的男性卻只有 44.5 公斤。[2]

下一代的情況似乎更糟，近期針對十歲英國學童所做的一項評鑑發現，當代孩童的體力比上一代弱很多。與 1998 年的同齡孩童相比，他們的肌力少了 20％，肌耐力則少了 30％。[3] 更糟的是，孩童的體力一年不如一年，而且此一趨勢從 2008 年開始加速，罪魁禍首當然就是久坐及嚴重缺乏「負重運動」（weightbearing exercise），整個歐洲及美國皆可見到類似的趨勢。

這是個令人擔憂的現象，因為體力好，從各方面來說都是好事。首先，體力與健康長壽有關，有項研究長期追蹤受試者數十年後發現，肌肉無力的死亡率較高（不拘任何死因），且與你是否體脂過高，或做了多少有氧運動皆無關。

體力還與腦部健康有關聯。一項為期 10 年針對雙胞

---

[*] 一般指 1980 年代和 1990 年代出生的人。

胎所做的研究顯示，握力（全身肌力的指標）也與更健康的海馬迴有關，中年時握力較大的人，不僅 10 年後的大腦皮質較多，而且記憶力也較好，腦部的反應也較快。

不過更重要的是，體力會對心情造成的影響。自從金‧巴瑞特‧哈洛威的初步研究發表後，我們已經非常確定，**體力訓練能讓自己覺得更能掌控人生，還能提升自尊，讓人感覺更有能力應付身體與情緒上的挑戰。**[4]

稍微回顧一下意識哲學，或許能理解這個說法。神經學家暨哲學家安東尼歐‧達馬吉歐認為，人的自我感（此時此刻在這個身體裡有一個「我」活著的感受）是牢固地建立在我們身體有多大能耐的內在評估上。

這是因為我們的身體組織就像坐在汽車後座的孩童，一直在閒聊從未停過，身體組織不停地與大腦評論身體內部的狀況。而動作能改變當下的評論，從而影響我們的思考與感受，而且動作的效應還能更加深入，任何能強化肌肉與骨骼的動作，皆能長久改變評論的內容。因此**用能使我們更強壯的方式動，會戲劇性地改變我們對自己的認識，並提升自我肯定。**

內在評估來自時時刻刻微調無數個生理儀表板，好讓我們的生命現象和生命活動規律，維持在能活下去的安全

範圍內。**這個體內恆定系統有三種：釋放在血流裡的荷爾蒙、往返於器官間的神經訊號，以及來自肌肉、骨骼與其他身體組織的反饋。**

這個體內恆定系統有一部分是達馬吉歐所謂的「肌肉骨骼系統」，負責向大腦更新肌肉、骨骼及其他跟運動有關的部位狀態。達馬吉歐曾寫道：「即便身體並未主動做出動作，大腦仍能獲悉肌肉骨骼系統的狀態。」[5]

換言之，如果眼睛是我們看世界的窗，肌肉和骨骼便是採取行動的交通工具，讓我們能以更利於生存的方式運用這些資訊。不過別誤會我的意思，肌肉和骨骼並不是由心智所驅使的被動式交通工具，而是一項非常健談的交通工具，就像 1980 年代熱播的電視影集《霹靂遊俠》（*Knight Rider*）裡那輛會說話的汽車「夥計」，老是喋喋不休地說著任務的成功機率。所以我們的感覺，會與我們的交通工具狀況息息相關——是馬力十足的跑車，還是吱吱作響的老爺車。

如果我們放任自己的身體變得衰弱，那麼從肌肉骨骼系統傳來的自我訊息就會是：僵硬、衰弱、本來可以做得更好。如果事實真如心理學家露易絲‧巴瑞特（Louise Barrett）所說，這個訊息就是我們對於「自己能在這世上

成就什麼」的看法，那麼久坐不動的生活型態，會令人焦慮與自尊心低落也就不足為奇了。[6]

幸好我們隨時都能升級這個工具，讓肌肉、骨骼及其他跟負重有關的身體組織變得更強健，如此一來，**不僅會在內心產生能夠勝任任何工作的具體感受，而且會清楚地顯現於外，展現出充滿信心的體態與行為**。彷彿是要證明身心迴路永無止境，這種體態上的改變會反饋到我們的心理狀態。

丹麥奧胡斯大學（Aarhus University）的神經學家米卡・艾倫（Micah Allen），是研究內感受的專家 —— 來自身體各處的訊息如何進入我們的內在生活。他原本是想透過爬山來增強體力，沒想到竟連他的生活與工作也獲益。

他指出：「爬山這項運動，在你出發的時候，完全不知道自己是否有力氣攻頂並且順利下山。」但是隨著體能的進步，他發現自己在生活各方面也變得游刃有餘，他表示：「以前如果我要跟別人開會，我會很容易感到緊張和害怕。但現在我有了自信，知道自己的身體在做什麼，這純粹是我個人的感受，但我相信爬山肯定是一大功臣。」

目前已經有一些證據顯示他的直覺是正確的。研究證實，從事較多體能活動的人，「整體自我效能感」

（global self-efficacy）的得分通常比較高，它測量的是人們能否利用本身擁有的技能，去完成某項工作的自信程度。在健康的成年人、孩童及青少年身上，皆可見到此一效應。

有項研究在比較了各種不同形式的運動後發現，**肌力訓練不但能更快提升自尊，而且效果優於其他類型的運動**，例如改善心肺適能的運動，或著重平衡與彈性的運動形式。

與此相反的則是焦慮感，很多人都誤以為焦慮是活在恐懼的狀態中，但以我個人的經驗來說，焦慮比較像是對人生充滿不安，不確定自己能否應付生活中的挑戰。有項研究利用負重運動來治療焦慮，**發現讓身體變得更強壯，能舒緩擔憂不安、提升自我價值感，從而減輕焦慮的症狀並改善睡眠。**

憂鬱症也有類似的情況，患者充斥著「我就是做不到」的感受（而非悲傷），研究一致顯示，重量訓練能讓憂鬱症的情況好轉，可能是因為肌力訓練能幫助我們將內在反饋從「不行、不要」變成「試試看」，讓我們有信心相信自己的身體能應付生活的考驗，也讓「不停胡思亂想」的心休息一下。

這不禁令人懷疑，現今社會焦慮和憂鬱程度日益升高，是否與體力不佳的人口變多有關。從科學角度而言，迄今不曾有人詳細審視這個問題，所以很難提出確切的答案，但既然已經有這麼多證據顯示，久坐不動的生活型態會導致焦慮，而肌力訓練則能提升自尊與改善心理疾病，看來認真調查此事的時機已經成熟了。

我們極可能在過去數十年間，放縱自己變成不愛動的籠中動物，內心早已喪失了身體能應付生活挑戰的信心。簡言之，心理健康不佳可能是我們為了享受各種安逸生活必須付出的部分代價。

很多人經常感到情緒低落，雖然還不到憂鬱症的程度，但多少讓人生染上些許灰色，說不定就是因為四體不勤的輕鬆生活造成的。達馬吉歐認為，來自身體的無意識訊息，不僅是自我感的基礎，還會成為意識裡的某種伏流，為其他事情埋下情緒。[7] 達馬吉歐把這些情緒稱做「背景感受」（background feelings），就像電影的配樂，能讓我們不明所以地感到快樂或悲傷、充滿希望或緊張不安。

按理說，只要我們改變背景感受的調性，就能改變我們的感受。要是我們讓自己的身體變得更強壯，說不定就

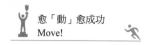
能改變背景配樂，從令人膽戰心驚的恐怖樂曲，變成超級英雄上場的激昂旋律。

發揮敏捷的天性，趨吉避凶

我不確定 MovNat 自然運動的教練長傑宏‧哈托尼（Jérôme Rattoni）的背景配樂是什麼樣的曲風，但我猜應該是充滿歡樂與力量。

我來到倫敦東部哈克尼區（Hackney）的一間小型健身房，這裡有二十多位健身教練，正以仰慕驚嘆的眼神看著哈托尼。他剛剛縱身上跳並抓住一根足足比他高出三十多公分的單槓，接著輕鬆做出引體向上的動作，雙手把腰部撐到與單槓同高，最後，他縱身上躍並蹲在槓上，手肘隨意地靠在膝蓋，從上方對我們咧嘴笑。

他問我們：「練習引體向上的重點是什麼？」教練跟我不約而同地咕噥著，說是為了鍛鍊上半身的肌力。

「不是喔，」他邊回答邊帥氣落地，「練習引體向上是為了要到某樣東西的上面，不然我幹麼那麼費事？拚命跳上去然後又跳下來，我大可一直待在下面就好啦。」

　　哈托尼操著法國口音，搭配法國人的招牌動作（歪頭、聳肩，兩手一攤），故作一本正經地說出這番話，不僅點破大多數人在健身房的鍛鍊是徒勞無功，同時也點化我們，如何以更有趣的方式，讓肌力訓練在身心兩方面產生更好的效果。

　　哈托尼是 MovNat 自然運動的教練長，這套系統強調用人類自然的移動方式進行體能訓練。這套系統是由法國人埃杭・勒戈賀（Erwan Le Corre）於 2008 年設計推出的。MovNat 結合了森林浴與跑酷的特色，主張我們要像老祖先一樣，在大自然中走、跑、跳、爬、平衡、游泳、背負及搬抬（石塊、樹木等不規則的重物）來鍛鍊體魄。

　　在這個美麗的新世界裡，**健身真正的意義是要打造夠強健、夠敏捷的體魄，能像動物般靈活地動**（我們經常忘了自己也是動物），而非為了練出傲人的大塊肌肉，或是跑出個人的最佳成績。理論上，一旦我們擁有上述技能，我們就能自由自在地走遍天下、掃除危險、躍過障礙，面對壓力仍能開懷大笑。

　　這聽起來很棒，而且毋庸置疑。哈托尼帶著我們一群人在哈克尼公園（Hackney Park）練習四肢爬行技巧，吸引許多狗圍觀，這時要是有頭老虎出現，他肯定是唯一能活

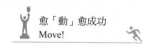

著逃出這裡的人。在一堂週末訓練課程中,他親自示範如何肩扛重物在樹林裡臂躍移動,以及如何快速躍過障礙物。

　　創辦人勒戈賀的靈感來自 20 世紀初期,一位法國海軍軍官喬傑・艾伯特(Georges Hébert),此人在航行中遇見原住民族的獵人,對他們敏捷的身手與強壯的體魄大為折服,於是引進新的體能訓練讓新兵們操練。這套方法以人類天生的全幅度動作為基礎,在第一次世界大戰結束後曾一度失傳,被世人遺忘了數十年,幸好在勒戈賀及一群跑酷的早期愛好者共同努力下,近年才得以重見天日。

　　對艾伯特來說,鍛鍊身體不只為了要增強力氣,同時也是一份道德責任,有義務練就一付遇到緊急狀況能立刻採取行動的體魄。他的口頭禪是「強身以打造有用之軀」,如果我們無法靠快跑、攀爬、跳躍或游泳來保命,就無法擔當重任,也不算真的有能力照顧自己,更別提照顧別人了。

　　特技演員泰瑞・瓦斯尼克完全認同此一觀點。當他沒有表演跳車絕技時,大部分時間都在教導當地孩童,練習各種對抗地心引力的翻滾和雜技,很多前來習藝的孩子,是想學些驚險刺激的動作,但他會苦口婆心地告訴他們,與其學驚險的高難度動作,不如學會矯健的身手,當遇到

緊急危難時會是一項救命工具。

泰瑞‧瓦斯尼克說：「我並不是在嚇唬他們，這其實是加州的日常生活，這裡有地震耶！雖然我們確實是在練習一些很酷的招術，但也是在學習如何聰明地運用身體，在任何環境下隨機應變，並且有能力幫助自己及他人逃離險境，這才是我追求的健身精神。」

以救命為主的自然健身系統與其他健身系統相比，哪個對我們的心靈更有利？相關的研究本來就不多，而在為數不多的研究中，又幾乎全部集中在改善工作記憶，有趣的是，工作記憶特別容易受到焦慮和憂鬱的影響。[8] 無論如何，如果身體變得強壯是條強化心智的捷徑，讓你的心知道你已擁有存活下來的必要技能，那麼學習像野人般行動就是最棒的做法。

而且這套訓練法比上健身房運動有趣多了。在公園裡用四肢爬行雖然有點難為情，卻能一口氣鍛鍊到多個肌群，所以效果會比你做一些只用到少數肌肉的困難姿勢來得更好。像我爬行了一早上後，身體有好幾處酸痛不已，而且這些地方竟然還包含腹肌。

我對哈托尼說，要是我們把四肢爬行包裝成「移動式

撐體」（loco-plank）*，說不定就會有更多人願意練習，但他立刻揮手否決了我的想法：「那可不行，大家必須克服丟臉的感覺，自在地爬行。」

近年來 MovNat、攀爬及泥地障礙賽這類活動的盛行，說不定是人們開始揮別傳統運動方式的徵兆，改而對發揮人類天生技能的健身方式產生興趣。例如，英國近來非常盛行在湖、河、海等野外水域游泳，這也是人們喜愛自然派運動的另一個徵兆。

這股風潮始於 1999 年意外爆紅的一本書《泳遍英國》（*Waterlog*），作者羅傑·狄斯金（Roger Deakin）是位環保人士，該書出版迄今已成功說服大約五十萬名英國人，加入保證身心舒暢的野外游泳行列。

不少人表示他們感覺心理健康獲得改善，還有幾個耐人尋味的研究，想探索冷水為何能關閉壓力系統使人平靜下來。[9]另有一些臨時的研究結果顯示，身體浸到冷水中會釋放能保護大腦的「冷休克蛋白」（cold shock protein）至血液中，從而有可能延緩失智症的進程。

總之，野外游泳及其他形式的自然運動，對於強健身

---

* 「撐體」指面朝下，腹部內收，上半身以手肘支撐，下半身用腳尖支撐。

體及練出六塊腹肌的效果，其實完全不遜於上健身房鍛鍊。哈托尼雖然不是渾身肌肉的健美先生，但身形體態絕對是一流，所以經常有人懷疑他並非光靠自然運動就達到這樣的境界，他笑著說：「很多人都以為 MovNat 只是去森林裡抱抱大樹，要是你能全心全意投入練習，就會發現這項訓練其實非常厲害。」

不論是肌肉或彈性，都能轉化為心靈力量

不論你是透過游泳、攀爬或搬石頭鍛鍊身體，可能都會質疑為什麼好體力會轉化為心理韌性。要找出其中的關鍵機制並不容易，部分原因在於很難讓白老鼠練習人類的「舉重」運動，齧齒類動物偏好的是跑滾輪類運動，所以很難單獨將有氧運動從力量訓練中區分出來。另外，鼠類的心靈終究與人類不同，所以很難得知運動是否也有益於牠們的心理健康。

針對人類所做的研究則暗示，並不是只有鍛鍊大二頭肌或六塊腹肌才會令心靈獲益。近期有項研究，分析了將近五十份關於體力與心理健康的研究報告，發現**只要做了**

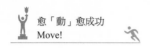
重量訓練，不論肌肉是否顯著增加，焦慮和憂鬱的症狀都會改善。[10]

乍看之下，此結論似乎與體力變強會使心靈也變強的理論不同，但是大家耳熟能詳的那句話足以解釋此事：「你其實比自己以為的更強大了。」我們的力氣正無形中增強。

這是因為我們的肌肉幾乎從未使出 100％的力氣，永遠有一部分力氣被保留起來，以免我們算錯肌肉可能要承受的壓力。所以當我們進行重量訓練時，肌肉並不會在第一時間增加更多蛋白質纖維（protein fibre）；相反地（其實是很合理的做法），身體會釋放備用容量，等到你習慣舉起更重的重量，或只是撐起你自己的身體重量，此一天生的煞車裝置就會稍微鬆開，釋放出一點備用的潛在力量。

與此同時，通過脊髓來連結肌肉與大腦的運動神經元，開始在肌肉中分支，一次連結更多的纖維，從而使每一次的肌肉收縮產生更大的力量。不論別人能否從你的身體外觀看出這些變化，這些早期的變化連同技術改善帶來的收穫，都能讓身體的內部受益。

不過力量並非單靠肌肉組成，讓哈托尼做出引體向上動作的往上跳躍力；讓芭蕾舞者跳躍及轉圈的力；讓忍

者無聲落地的力；這些力量全都跟結締組織（connective tissue）*有關。結締組織包括將肌肉連結到骨骼的肌腱，並圍繞與包覆著肌肉、兼具彈性與強韌度的筋膜。

肌腱將肌肉收縮轉化為動作，且具有彈性特質，會在必要時增加額外的力量，跳躍和彈跳即是例子。袋鼠和瞪羚的彈跳技能並非來自牠們瘦巴巴的腿部肌肉，而要歸功於結締組織的彈性特質，尤其是彈簧般的肌腱。關於筋膜的研究一向不多，不過有部分證據顯示，筋膜也能將身體某處的力量傳送到另一處去，所以也能增加一些額外的爆發力。

人類能成為動物界最厲害的投擲手，也是拜肩部結締組織的彈性之賜。當我們把一隻手臂高舉過頭向後拉，會拉緊韌帶與肌腱，扭腰和扣腕則會為投擲動作提供更多力量，然後在投擲的瞬間釋放。[11]

人類的肩部設計不只讓我們成為更厲害的狩獵者，能摺倒比我們體型更大更強壯的獵物，而且某些專家指稱，投擲對我們的前瞻性思考能力功不可沒，因為丟擲石頭與長矛來狩獵不能單靠蠻力，還需要有能力預測擲出後會在

---

* 連結體內各器官的組織，具有支持、保護和連接等功能。如軟骨、韌帶等。

何處正中獵物。而且依我個人的經驗，使出全力扔一顆球或一根棍子，非常能夠舒壓與發洩怒氣，要是對準一個目標砸過去的話，就更解氣了。

我這輩子印象最深刻的筋膜爆發力，居然是在 2002 年澳洲歌手凱莉·米洛（Kylie Minogue）的演唱會上見到。當時她正在演唱〈相信我〉（*Confide in Me*）這首歌，凱莉扮成一名性感的女警，我們的好朋友泰瑞·瓦斯尼克則飾演一名有著無敵腹肌的年輕小混混。

他先是繞著舞台做前空翻，然後用雙手撐起身體「走下」兩段階梯，接著又圍繞在凱莉身邊表演一些令人目瞪口呆的武打動作。然後他在凱莉的面前蹲下，兩膝貼著胸部，當音樂聲達到最高潮時，他的目光慢慢上移望向凱莉，然後以迅雷不及掩耳的速度，做出一次後空翻，在距離凱莉約三十公分處落地並回復蹲姿。

她向前走，新一輪的表演再次展開。蹲下、後空翻、蹲下，一連四次，動作始終乾淨俐落絲毫不見搖晃。[12] 散場後我跟朋友討論這段表演，我們仍舊無法置信，只能一直說道：「你有看到瓦斯尼克的表演嗎？他是怎麼辦到的？」

十八後我終於有幸當面見到移居加州的瓦斯尼克，

親口問他是怎麼辦到的。他告訴我這種神乎其技的特殊翻滾，靈感來自他對中國功夫的幻想。當年少林武僧團到英國巡迴表演，兩方人馬正好在倫敦的同一個場地預演，讓他有機會跟對方討教一番。

他說：「那種力道跟貓很像，貓睡覺時看起來好像死了，可是當你用手摸牠，牠會在一瞬間翻上天花板！」他告訴我，在凱莉演唱會上表演的翻滾，關鍵在於蹲下時身心都要放鬆，把身體捲成彈簧後放開，這種力道在中國武術稱之為「鬆」，是一種巧勁而非蠻力。

接下來，便是反復練習這些爆發力十足的動作，以達到完美的演出水準，「當時我想，蹲下然後跳起身做個後空翻的動作，應該會是個很吸睛的表演。」他先在軟式場地上練習，然後換到硬式場地上練習，最後則是在全球最有名的流行歌手及數千名觀眾的面前表演，他使出全力演出，而且還要小心不能踢傷凱莉。

他現在仍在表演，而且翻滾的身手依然矯健，但大部分的時間都奉獻於教導孩童練習這種爆發力。瓦斯尼克相信，孩子在開發與生俱來（卻不自知）的這項超能力過程中，肯定能發現潛藏在心中的龐大精神力量，也就是讓他們得以應付任何考驗的韌性與信心。

　　達到這一切的關鍵在於提升孩子的內感受力，讓身心協調一致。瓦斯尼克指出，現今久坐少動的生活型態，讓我們把一切交由大腦處理，鮮少留意身體正在做什麼，他則是反其道而行，要孩子們用心關注身體並協調一致。

　　所以每堂課一開始先練習呼吸，並且刻意察知身體各部位當下的感受，接著練習伸展，同樣強調刻意覺察端正地坐著與挺直站著時，肌肉的感受有何不同。唯有到了這個時候，你才有辦法釋放感受，讓感受隨心所欲地遊走。

　　瓦斯尼克表示：「那只是要讓他們說出『現在我能感覺到我的雙腿』，稍後當我告訴他們，當你的雙腿越過你的頭部時，用心關注你的腿，他們就已經擁有一個能夠參考的經驗。」他指出，有時候孩子一直無法領略其中的訣竅，但是當他們抓到要領後，就會有令人驚艷的表現。

　　瓦斯尼克指出：「他們最終會明白，自己能把這份爆發力當成加速器使用，前提是他們必須用心體會。當他們獲得突破，並且好好運用這份力量，就能做出一些不可思議的事。」

　　這番話聽來很棒，不過對於其他人來說，不論你是否用心關注，我們的結締組織都會因為老化或動得不夠多（或者兩項都有），而變得僵硬且不靈活，所以年紀愈大

愈不容易學會像貓那樣的敏捷身手。

德國烏爾姆大學（Ulm University）筋膜研究中心主任羅伯特・史來普（Robert Schleip）指出，身體不靈活是因為組成筋膜的纖維，會隨著年紀增長而交纏、沾黏且彈性變差，在顯微鏡下觀察，纖維會呈現看似亂成一團的毛線，而非一張整齊有彈性的網子。[13]

運動及正確的鍛鍊，能使筋膜維持彈性和強健。史來普推測某些針對筋膜設計的特定訓練，例如練習爆發式跳躍與輕柔的落地，以及練習透過全關節釋放力量，皆可幫助我們獲得像瞪羚般的彈力。

不過截至目前為止，針對一般人所做的相關研究，尚無法斷言這一定能使肌力顯著提升，或是改變年紀大的僵硬情況。[14] 但是根據瓦斯尼克的經驗顯示，只要付出足夠的努力和時間，爆發力或許會比我們想像的更容易練成。

我會在第 6 章深入探討如何讓筋膜保持良好的工作狀態，目前你只須記得，練出大塊肌肉或許能讓自己感覺很有力量，但並非必要之舉。其實我們每個人都擁有一座力量的蓄水庫，只是我們渾然不知，而且你若想要使用那些力量，並不需要練就阿諾・史瓦辛格（Arnold Schwarzenegger）般魁梧的體格。更重要的是能動盡量

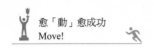

動，並且盡可能保持人類應有的強壯與彈力，如此一來，我們的結締組織發送給神經系統的訊息就會變成「放鬆，一切都在掌控中」。

做出反擊姿勢，建立內心安全感

人在經歷創傷後，格外需要發自內心的安全感，但因為創傷會影響到身心，要找回這種安心感恐怕非常困難，不過有跡象顯示，運動說不定會有幫助。

桑妮亞・雷娜（Sonia Lena）是位複雜性創傷壓力症候群（CPTSD）的受害者，也是一位知名的部落客，她經常撰文分享「以色列格鬥術」（Krav Maga）如何幫助她克服「瞬間重歷其境」（flashbacks）*、並找回安心感的故事。

她曾在文章中提及：「我不確定是哪個環節把我從痛苦的邊緣拉了回來，我只知道教練剛開始對我使用鎖喉功時，我會瞬間陷入恐慌，但現在我不會那麼緊張了。」[15]

---

* 亦稱病理性重現。

她認為，那是**因為她的身體，已經將有能力保衛自己的想法內化了，因而減輕了創傷事件對她心靈的箝制。**

若某人因為一起或多起事件，心情久久無法回復到基本的平靜狀態，就算是受到了創傷。[16] 包括命懸一線的緊急事件，例如被困在崩塌的建築物裡，或被壞人攻擊而無法逃脫，至於不斷被主管批評或羞辱，雖然不會危及生命，卻也是令人感到痛苦的社交經驗。

遇到上述處境時，我們與生俱來的警報系統會警鈴大作，導致心跳狂飆、血壓破表且肌肉緊繃。在理想的世界裡，我們應能利用這股暴增的能量脫離險境，或是反擊欺負人的壞蛋，並在威脅過後，恢復冷靜並回歸正常。

但創傷完全不是這麼回事，而且某些研究創傷的學者相信，創傷受害者因為當下沒有採取行動，因此事後會不斷突然湧現當時的情境，似乎無法理解當時發生了什麼事，而且無法繼續前進。

創傷受害者除了會經常發生「瞬間重歷其境」現象，還有另一種常見的反應，特別是沒有逃脫路線或無力反抗的情況，往往會令受害者精神與情緒崩潰，徹底與現實解離（dissociation）—— 一種怪異的感受，像是從窗外觀看你自己的生活。這是精神曾遭受虐待者身上常見的一種傾

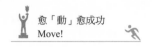

向，他們會在社交場合中避免與別人有眼神的接觸。

　　這使得某些創傷研究者猜想，如果身體完成了反擊或逃跑的工作，說不定有助於受害者放下痛苦的經驗，永遠脫離恐懼的循環。

　　此一想法是由波士頓大學專攻創傷研究的精神科醫師貝塞爾・范德寇（Bessel van der Kolk）提出，他撰寫的暢銷書《心靈的傷，身體會記住》（*The Body Keeps the Score*）中曾提到，談話療法（talking therapies）之所以無法對創傷後壓力症候群產生作用，是因為你未能想出一個利用全身反應來逃離危險的方法。

　　對某些人來說，要他們回想創傷事件的細節，反倒可能讓情況更加惡化，因為那就像是未提供任何新工具讓他們搞清楚發生了什麼事，就逼他們直接做出反應，也可能導致他們封閉自己的情感，令他們更難真正復原。

　　范德寇及另外兩位精神科醫師佩特・奧古登（Pat Ogden）與彼得・勒文（Peter Levine）認為，**創傷受害者之所以會一再重歷其境與解離，主要是因為他們沒完成應對壓力的行動。他們三位主張，如果受害者能透過學習與練習防身術或逃脫術，來幫助身體完成未竟的工作，最後就能恢復體內恆定，並重拾安全感。**

　　以上就是他們提出的理論，但這並非是全新的想法，而是以另一位不太知名的法國心理學家皮耶‧賈內（Pierre Janet）的理論為基礎，此人曾在 20 世紀初期發表論文指出，讓受害者採取成功的身體動作，可以避免創傷回憶長駐在受害者的身心。

　　他 在 1925 年 出 版《 心 理 療 癒 》（Psychological Healing）一書，書中提出「完成動作的喜悅」，指稱：「被創傷回憶折磨的人，是因為他們未能做出勝利階段的任何動作。」[17] 他認為這意謂著，創傷受害者未能獲得其身心一直渴求的結局。

　　曾經遭受霸凌並希望自己當時有反擊的人，出於本能地覺得這麼做可能會有用。從一些動物研究及為數不多的人類研究顯示，**在受害者回到「安全」模式的生理過程中，動作是一個重要的關鍵。**

　　例如某項實驗讓老鼠經歷可怕的考驗 —— 通常是被關在一個地板通電的籠子裡，如果籠子是上鎖的而且老鼠無法逃脫時，牠們的精神才會受創。但如果在牠們精神受創後，再次面臨相同的困境，只要這次牠們可以安全逃離，創傷就能痊癒。

　　其他實驗則顯示，激烈的體能活動也能產生相同的效

果。同樣經歷過可怕經驗的老鼠，若能讓牠們痛快地打上一架，就會比被放回籠子裡休息的老鼠更快復原。此一情況顯示，激烈的肌肉活動，形同向神經系統發出關上「打或逃反應」的訊號。

部分研究證實，此一情況同樣適用於人類。以憂鬱及焦慮來說，有足夠的證據證實，激烈的運動能減輕創傷後壓力症候群的症狀。近期有研究發現，患有創傷後壓力症候群的退伍老兵，若接受了包含體能運動項目的治療方法，能獲得更好的療效。

近期一項研究綜合評論亦做出結論，瑜伽及阻力訓練也能減輕創傷後壓力症候群的症狀。[18] 不過他們並不清楚治療方法中的某些特定動作，例如打鬥、推撞或防身術，是否比騎自行車爬坡，或狂做蹲撐立（squat thrusts）*的療效更好。

不過以桑妮亞·雷娜個人的經驗來看，反擊的效果相當不錯。有幾個小型的前導研究顯示，以身體為導向的治療方法與動作練習（例如學習一種果斷停下的動作），對

---

* 身體屈膝蹲下，雙掌及雙臂保持撐直，雙腿向後撐成俯臥撐姿勢，然後收回雙腿還原屈膝蹲下姿勢，再站立。

於其他的複雜性創傷後壓力症候群患者具有療效。

複雜性創傷後壓力症候群是多次經歷重大的人生磨難造成的，所以認知行為療法等標準療法幾乎束手無策。不過這些患者在接受以身體為導向的治療方法後，其憂鬱分數皆顯著下降，而且在工作與社交場合的適應力皆增加。

有兩位患者甚至因為下降幅度夠大，所以不再被視為複雜性創傷後壓力症候群患者。[19] 貝塞爾・范德寇曾針對瑜伽做了一項研究，看能否將之當做創傷後壓力症候群的附帶療法，結果獲得類似的發現。經過為期 10 週的課程，一半以上的人不再符合創傷後壓力症候群的標準，療效比控制組（參與創傷支持團體者）的 21％ 高出甚多。

佩特・奧古登則表示，她正在進行一項研究，希望能解答究竟是運動本身還是特定的打鬥動作產生了療效。目前她能告訴我的是：「很多受試者表示，他們個人覺得學習「感覺運動心理治療」（sensorimotor psychotherapy）*轉變了他們的做法，並提供新的希望與正面的結果。」

她表示，雖然目前還未獲得確切的證據，「但是人們已經開始了解身體在創傷治療的重要性。」目前坊間肯定

---

* 一種針對創傷的治療方式，整合身體、情感和認知，處理創傷經驗。

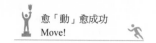
有愈來愈多以身體為導向的創傷治療法，包括奧古登與勒文提倡的感覺運動心理治療，以及拳擊、瑜伽和武術。

要讓創傷真正復原，說不定需要運動、談話療法與學習特定的動作三管齊下才能成功。把學習及演練特定的動作當成治療法的一部分，說不定能為患者增加一份掌控感，並在必要時有更多體能工具可以運用。

就像精神科醫生約翰・瑞提（John Ratey）所言，多管齊下的療法應能幫助一個遭受創傷的人「積極學習新的現實」。[20] 不論這種以身體為導向的新療法最終會演變成什麼模樣，光是坐著與談話遲早會過時，而鍛鍊身體動作則將成為不可或缺的要角。

打破身心的惡性循環

鍛鍊身體能有效治療創傷的另一個原因，是因為**情緒的動盪不只會讓心靈受創，還會讓人身體變得衰弱**。

有項研究針對 2001 年美國世貿中心恐攻事件發生後，第一批抵達現場救援卻心理受創的急救人員進行追蹤，十年後他們的握力跟同齡人相比居然只剩一半。[21] 另

一項研究則針對另一組救難人員進行調查,結果也獲得類似的發現,當年他們的身體都非常健壯結實,因為職業的關係,他們通常比一般人更強壯,但在事件發生十年後,這些救難人員身體動作的靈活度卻顯著不如一般人,包括走路的速度較慢,從椅子上站起身也比較困難。[22]

要是創傷會削弱體力,而身體變強壯有助於復原,那麼肌力訓練說不定能幫助人們的身心完全恢復健康。還有人主張,肌力訓練能在第一時間防止創傷或壓力長駐心中,從而幫助人們在事件發生後不久(而非數年後)隨即恢復正常。把這些鍛鍊身體的技能傳授給年輕人,尤其是在貧困區長大或是社經地位處於弱勢的年輕人,說不定能有效防止心理問題扎根。

戴爾青年拳擊俱樂部(Dale Youth boxing club)多年來一直奉行此一觀念,這家位於倫敦西區的俱樂部,被譽為全英國最棒的健身房之一。自從他們在三十多年前開業以來,一共培育出一百多位業餘比賽的冠軍選手,一位奧運金牌得主,以及兩位超中量級的世界冠軍。

這家拳擊俱樂部其實是一間社區企業,營運資金來自捐款,員工皆由志工擔任,他們很多是從小在這受訓的人。由於俱樂部的公益性質使得每堂課僅收費 1 英鎊(約

新台幣 37 元），而俱樂部的成立宗旨，則是幫助貧困孩童鍛鍊身體、韌性及氣質，避免他們流連街頭惹事生非。

遺憾的是，這家俱樂部在數年前發生一起悲劇，就連拳擊圈外的人也得知這項噩耗。健身房從 1999 ～ 2017 年一直落腳於格蘭菲大廈（Grenfell Tower）的一樓，這是一棟在 1970 年代落成並由市議會運營的國宅，曾於 2015 年翻新改裝，採用了一種新的鋁製外牆板。但是住在大樓裡的三百多名住戶並不知道，這種外牆板雖然外觀看來非常漂亮，卻非常易燃。

2017 年 6 月 14 日某一層樓發生火災，火焰迅速吞噬外牆板，最終造成 72 人死亡，超過 250 人無家可歸。這家拳擊俱樂部也被燒毀，原本在這裡練拳的孩子 —— 其中有些孩子的朋友在火災中喪生，又變得無處發洩他們的精力，連帶無處宣洩他們的情緒。

在火災發生後的幾年間，社區一直努力想讓俱樂部變得比以前更大更好，但這並不是件容易的事。這裡是倫敦最窮困的地區之一，卻又緊鄰著最富有的一區，眼看著人生際遇是如此的不公平，要孩子走向正途談何容易。

然而拳擊俱樂部的教練莫伊‧艾爾卡馬利奇（Moe Elkhamlichi）告訴我，這正是拳擊能使得上力的地方，

「為什麼這些孩子 16 歲就輟學在街上遊盪，因為他們沒有好的機會，也沒有好的指引教導，所以他們不相信自己。可能從未有人告訴他們，有朝一日他們也能出人頭地，而拳擊能給他們最重要的東西，就是相信自己、對自己有信心。」

莫伊擔任教練已經二十多年了，他認為「相信自己」的力量，能夠跨出拳擊場進入孩子們的日常生活中。他說俱樂部裡有兩個孩子，開始練拳後，學校的成績與平常的行為都大幅改善，而另一個原本會在家裡突然暴怒的孩子，現在也變乖了。

這些變化一部分要歸功於教練對他們的教誨，莫伊表示：「我們這裡的規矩很嚴。」孩子們明白自己必須努力訓練不能偷懶，當他們的努力開始獲得回報時，那份相信自己的信念會一輩子跟著他們，「我們希望將來他們走進擠滿人的面試間時，不會感到自卑，或是可以充滿自信地接受面試。如果我們能做出那樣的成績，就算盡忠職守了，對吧？」

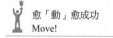
增強體力，成為心理韌性

- **鍛鍊肌肉**：鍛鍊的重點不在於練出大塊肌，而是要讓身體變得更強健，以降低焦慮、減輕憂鬱並提升自尊。其實鍛鍊肌肉不一定要靠舉重，只要懂得善用你自身的體重就可以了。

- **以人類本來的方式去動**：按照身體構造的方式去動，明白自己的身體能夠在必要時奔跑、攀爬、游泳及跳躍，會讓你心情非常愉快。揮別健身房，學習用原始的方式去動。

- **出手反擊**：學習身體的反擊語彙，能為你的內心打造一份安全感。可以的話，最好能跟著一位治療師練習，以免遇到困難的狀況。

- **鍛鍊結締組織**：別忽略跳躍的力量，鍛鍊瞪羚般的彈跳力，並學習如何悄無聲息地落地，這能讓你的結締組織變得更健康，從而產生掌控身心的安心感。

第 4 章

隨節奏律動，
改變看事情的角度

「天底下最能團結眾人的方法，就是利用節奏，讓大家
一起動。」

—— 潔西卡·席佛等多位作者《音樂知覺》期刊[1]

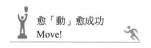
舞蹈擁有改變心靈的力量

當你看到穿著舊卡其褲及 polo 衫的舞蹈家凱文・艾德華・特納（Kevin Edward Turner）熱力四射地跳舞，真的很難想像他曾經有好長一段時間很不愛動。他轉過身背對舞伴，兩人勾住手臂，然後他輕盈地從她的背部翻滾而過，雙腿高高踢向空中。舞伴非常開心，他也笑得合不攏嘴，而屋裡其他七名舞者希望我們也來試試。

我來到位於英格蘭北部、專門為有心理困擾的年輕人所開設的舞蹈團，這裡原是一家位於曼徹斯特運河邊的舊紡織廠，當年紡織業靠著蒸汽動力與童工，推動英國的工業革命，如今廢棄的工廠已整修一新，成為一個安靜且怡人的社區。裸露的磚牆上掛著在地藝術家的作品，書架上擺滿書籍，俯瞰運河的窗戶上掛著各色植栽。今晚屋裡的能量來自特納，他是一位舞者兼編舞家，擅長用舞蹈改變人心。

他從自身的經驗明白舞蹈擁有改變心靈的力量。他從青少年時期便為憂鬱症所苦，病情在 2013 年一度惡化，當時他的思覺失調症數度發作，病情嚴重到被依法送進醫院住院治療。愛跳舞的他從八歲起便成為一名舞者，因此

完全不想動成了他身心出狀況的第一個徵兆，他向我描述當時的情況：「那段期間我很不想動，對任何事都提不起勁。」

幸好舞蹈成了他的救生索，助他逐漸恢復健康，特納表示：「找回我身、心、靈健康的過程相當緩慢，但我還是努力想要康復。我非常清楚，用動作及舞蹈來表達我內心的狀況，是讓我恢復健康與繼續工作的最大功臣。」

有愈來愈多的研究顯示，跳舞已逐漸成為一項維持身心平衡的重要工具，也就是不讓身體的狀況，過度影響我們的生活，這對我們能正常生活、運作是非常重要的。

跳舞不僅能讓人感到快樂，它的重要性遠勝於此。**舞蹈及其他形式的律動與人體生物學有關，幫助我們了解及調節自己的情緒，讓我們能正常地跟自己及他人連結。**

如果跳舞真的能產生這樣的功效，那我們多數人都在戕害自己，因為只有 7% 的美國人及 6% 的英國成年人會跳舞自娛，而且此一數字至少已經連續十年往下降了。[2] 英國的集體心理健康不太樂觀，寂寞不再是老年人的專利，就連看似「相交滿天下」的年輕人也無法倖免。

近期一項調查顯示，18 ～ 24 歲的年輕人中有近半數表示，雖然他們身邊不時環繞著一堆人，不論是在真實

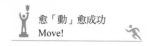
還是虛擬世界，但他們仍會感到情感疏離（emotionally disconnected）。[3]

憂鬱和焦慮遍及所有年齡層，且有愈來愈多學童把自殘當成是發洩負面情緒的出口。在眾人飽受折磨的情況下，要是我們記得時不時站起身來跳跳舞，就能提高我們的情感素養，很多問題就能迎刃而解了。

跳舞，是與生俱來的能力

這些年來，關於人類為什麼要跳舞，以及為什麼其他動物不愛跳舞的疑問，堪稱是百家爭鳴。有些人猜測跳舞一開始可能是一種用身體說故事的形式，[4] 另一些人則認為，跳舞是在向異性展示結實、強健且非常靈活協調的身體，肯定能在荒野中存活下來，[5] 不過有一點倒是大家都認同，那就是**舞蹈早就存在於人類的動作指令中，說不定從人類開始用兩腳站立時就會了。**

最早的一項有力證據，來自 9,000 年前印度洞窟裡的群舞壁畫，[6] 不過我們都知道，人類在更早以前就會創作音樂，我們的老祖先說不定會聞樂起舞。世上最古老的

樂器（用動物骨頭做成的笛子）可以追溯至 4 萬 5,000 年前，約為現代人類走出非洲大陸的階段。

從那時起，每個人類文化都會納入某種形式的隨樂起舞，作為節慶或慶祝的一部分，而且多半是眾人群舞。由於舞蹈有強大的凝聚力，因此史上不乏宗教門派試圖打壓的案例，電影《渾身是勁》（*Footloose*）便是根據奧克拉荷馬州（Oklahoma）某個超級保守的小鎮，真人實事改編而成，當地曾嚴禁人們跳舞，直到 1980 年代初期才解禁。

時至今日，仍有一些國家禁止人們在公開場合跳舞，包括沙烏地阿拉伯、伊朗及科威特。即便在相對自由的瑞典，迄今在公開場合跳舞仍屬違法，只能在擁有特許執照的場所裡跳舞；而德國和瑞士在某些基督教節日也是不准跳舞的；日本則是禁止在午夜過後跳舞（當初認為舞廳是經營特種行業之處），直到 2015 年才解禁。

但不論執政當局喜不喜歡，身體隨著節奏舞動是人類特有的重要專長。這種聞樂起舞的能力其實是與生俱來的，一項針對剛出生兩三天的小嬰兒所做的研究發現，如果你對著他們演奏一段規律的節奏，然後把電極片貼在他們的頭皮上，記錄他們的腦部活動，當你故意漏掉一拍

時，他們的大腦就會顯示出，他們有注意到好像漏了什麼的反應。[7]

僅僅數月之後，這種對節奏的天生愛好，便開始跟動作連結起來。五個月大的嬰兒就已經顯示出身體會隨著音樂節奏而動的跡象，等他們開始對自己的身體取得更多的自主控制（voluntary control），此一技能就會看來像是舞蹈。大家想必都有注意到，隨著音樂舞動會讓人感到開心，而且從很小就會這樣，同個研究還顯示，**比起肢體較不協調的嬰兒，能隨著節奏舞動的嬰兒，在律動的時候笑得更開懷。**

跳舞能讓心情變好的效果，同樣顯現在情緒陰晴不定的十多歲青少年身上。數年前我便親眼見證到這項驚人的事實，當時我去參加一場為即將就讀大學預科（A-level）[*]的學生所召開的心理學大會，那時已臨近傍晚，每個人都又熱又煩燥，恨不得趕快散會回家，身為主持人的我，不但要向大家介紹演講者，還要代觀眾提問，要是觀眾的提問語焉不詳，我就要幫忙潤飾，好讓整個流程能順利進行。

---

[*] 英國普通高中的課程，測驗成績可以報讀英國或各地英系國家的大學。

　　當天最後一位演講者是舞蹈心理學家彼得‧羅威特
（Peter Lovatt），當戴著眼鏡、穿著怪異襯衫的中年大
叔滿面笑容地跳上台時，你能感覺到整個會場死氣沉沉，
全場 300 名 16 歲青少年全都累到東倒西歪在椅子上。這
群人和這樣的場面可不好應付，但彼得大叔絲毫沒被嚇
倒，他可是見過大風大浪的老江湖。

　　彼得學生時期就熱愛芭蕾舞，而且還沒學會閱讀就離
開學校了，但這個魯蛇男孩跌破眾人的眼鏡，長大後變成
一名學者，專門研究如何靠運動幫助思考，而他本人的經
歷正是最好的佐證 —— 他在 22 歲的「高齡」，用舞蹈教
自己學會讀書。

　　後來我有機會當面請教他是如何辦到的，不過我最先
注意到的卻是，他經常在話講到一半，尤其是在他思考接
下來要說什麼的時候，居然說著說著就唱起來了。「好
的，是這樣的，嗯、邦、邦、邦、邦、邦，讓我想想該從
哪裡開始講……嘟、嘟、嘟、嘟、嘟、嘟，所以這一切是
怎麼來的呢……。」

　　從這個情況看來，答案已經不言而喻了，這就是他用
來幫助自己閱讀的一個特點，他告訴我：「我做的第一件
事，就是試著找出書寫的節奏與模式。」他是在快二十

歲的時候頓悟，自己並不像老師責罵他的那樣愚蠢，因
為他不只記住了長達兩小時的舞步，還記住了的糖山幫
（Sugarhill Gang）演唱的〈饒舌歌手的最愛〉（*Rapper's
Delight*）這首歌的全部歌詞。

　　所以他決定把學會這些的技巧運用到閱讀上，他先用
來試著念詩，因為詩文和饒舌、跳舞一樣，本身自帶節
奏，況且他並不是什麼都不會，他其實可以「破解」每個
字的意思，但問題是把每個字放在一起組成句子時，他理
解的速度不夠快，幸好他發現節奏能幫他進入狀況。

　　他指出：「節奏就像是一個載具，載著你通過這些字
串到達對岸。」他的方法顯然奏效了，而且到現在他仍舊
熱愛念詩，或是任何具有節奏的事物。

　　另外一個策略，則是他在學舞卡關時所用的技巧——
遇到小難關暫時先跳過，繼續往前邁進。他說：「如果你
在學習某套舞步時，其中有個小細節、小動作搞不清楚，
就先做個記號，簡單跳過去⋯⋯五六七八，然後繼續回到
舞步，我把這個做法也應用在閱讀上。」

　　當他遇到一個很難懂的單字時，他不會就此投降放
棄，而是猜測內容並繼續讀下去。例如，他剛開始運用
這個方法練習閱讀時，曾挑戰英國作家傑佛瑞・阿契

（Jeffrey Archer）的一本小說，書中有個單字「icon」[*]，但是在他眼中卻成了摸不著頭緒的「ikkon」，這時他就亂猜一通：「在我的腦子裡，這個『ikkon』有各式各樣的意思，有時『ikkon』說得通但有時說不通，所以我必須改變『ikkon』這個概念的意思。結果這成了讓我練習即興發揮的腦力鍛鍊，而不會糾結於弄清楚這個字的意思。我的做法其實就是不要被不認得的字打敗。」當他最後終於搞懂他眼中的「ikkon」原來是一個宗教象徵，故事的內容也就豁然開朗了。

接下來的十年，羅威特說他「拚了老命」陸續通過大學預科畢業會考，拿到了心理學暨英語的學位（但他說他從未讀完任何一本書），甚至還取得博士學位，他形容那段過程就像「拖著扭傷的腳踝一拐一拐地完成一場馬拉松比賽」，他會讀得這麼痛苦，我猜可能是因為大多數的科學論文缺乏詩意的緣故。

後來他在劍橋大學（University of Cambridge）的英語學院找到一份工作 —— 不敢告訴任何人他畢業會考的英文沒過。但他獨創的舞蹈學習法顯然奏效了，截至目前為

---

[*] 指聖像、圖標。

止，他已經出版兩本書，並發表了不計其數的科學論文。他的研究指出，**學會一個結構化的規律，能在之後一小段時間幫助我們進行分析思考，但即興創作卻能促進更有創意的開放性思維。**[8]

　　他的轉變令人印象深刻，但舞蹈確實具有令人改頭換面的力量，卻是在心理學大會中的學生身上獲得印證。羅威特在開始介紹他的研究之前，先不急不徐地說明觀眾參與的概念，並要求大家站起來，抖動我們的雙手和雙腳。這時現場的尷尬指數明顯高到破表，但他卻鍥而不捨地勸進大家，並且示範了一段簡短的舞步希望我們試試：「進、進、進、進、拍手、進、進、進、拍手。」

　　我們不情不願地照做了。然後，他趁著兩段說明之間的空檔，加入更多動作，包括原地轉身，結果每個人都不小心撞到旁邊的人，並激起一陣難為情的竊笑聲。接著，他秀出一段 1970 年代的迪斯可舞招牌動作，像是翹起大姆指要求搭便車的手勢，以及美國演員約翰·屈伏塔（John Travolta）在電影《週末夜狂熱》（*Saturday Night Fever*）裡右臂高舉指天的招牌動作。

　　隨著動作變得愈來愈複雜、愈來愈滑稽，觀眾的心情也愈來愈放鬆，大家自然而然地舞動起來。當演講即將結

束前，我們必須配合音樂做動作，結果整個會場嗨爆了。
羅威特上台不過 15 分鐘，就把原本死氣沉沉的會場，變
成一座臨時打造的迪斯可舞廳，氣氛也變得活力十足，就
連老師們都加入同歡，並且樂得咧嘴大笑。

這真的太神奇了，大家不禁思考為什麼會這樣？為什
麼一個簡單的拍子就會令我們想要動起來，不論是若有似
無的腳尖側點，還是不顧形象的瘋狂躍動。還有，這樣看
似愚蠢輕浮的動作 —— 既會發出很大的噪音吸引掠食者來
襲，還會用掉寶貴的能量，當初為什麼會被演化出來？而
且為什麼會讓我們覺得這麼開心？

節拍讓大腦產生愉悅感

這有可能是大腦與身體其他部位攜手合作，好讓我們
盡可能毫髮無傷地生活，附帶發生的一個快樂的意外。許
多科學家及哲學家現在都把大腦視為一具預言機，大腦會
根據之前曾經發生過的事，不停地對未來做出最高明的預
測，並用這些預測來指引我們的行動及行為。

牛津大學（University of Oxford）的神經科學家莫頓‧

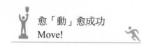
克林格巴赫（Morten Kringelbach）認為，**我們之所以喜愛有規律的節拍，是因為這樣很容易就能判斷接下來會是什麼。當我們的預言是正確的，腦中的多巴胺就會小量上升**，多巴胺正是大腦裡跟獎賞和愉悅有關的化學物質。[9]

由於聲音與動作在大腦裡的連結方式，身體跟著拍子動不只能讓我們感到開心，而且幾乎不費力。腦部成像的研究顯示，當我們聽到音樂時，不論是否隨之舞動，負責規畫動作與負責處理聲音的區域都會變得活躍。[10]

這些連結並非專為跳舞存在，而是為了進行自動的、無意識的處理，以便能依照感官的訴求做出相應的動作，例如接住一顆迎面飛來的球，或是躲開它。誠如第 1 章提到的，感官資訊的功能是要告知我們在這世上該如何移動。

節拍會激發這些「大腦與身體通路」，使我們很難不跟著節拍動起來，並會讓大腦裡負責聲音及動作區塊的電波同步，使得這兩個區塊的腦波開始像兩根同步擺動且相連結的鐘擺，此一現象稱為音樂的「同步化」（entrainment）。

同步化能讓大腦各部門的資訊變得更容易分享，因為同步脈衝會從電子訊息的劈啪背景噪音中清楚地突顯出來，有點像球迷在足球場上反復頌唱的加油歌，能在整座

球場的喧鬧聲中突顯出來。**節拍這種穿透神經噪音的能力，是促使人們聞節拍起舞的關鍵**，因為它讓我們能毫不費力地跟著節拍律動。

當我們受到節拍的催促並真的跟著動起來時，就能獲得更多的滿足感。比利時根特大學（University of Ghent）的音樂心理學家艾狄絲・范戴克（Edith Van Dyck）指出，**跟著節拍舞動會帶給我們第二波的多巴胺升高，而且還會創造一種我們與音樂「合而為一」的快感，甚至給我們一種自己很有力量的幻覺，認為節拍其實是我們踩踏出來的。**

在大會上自由發揮的舞蹈經驗，就讓我享受到這種特別滿足的感受，滿足感有一部分來自於當晚的「斷奏」（staccato）[*]，它讓我們從原本在場中隨意地漫步轉換成踩腳、揮拳，最後甚至跟著一陣慷慨激昂的節奏上下跳躍。最後這段手舞足蹈格外自由奔放，就像學步期幼兒跳的那種舞，等長大以後才知道有多丟臉。

要說世上有某一種舞蹈形式，你可以在任何地方跳，

---

* 指演奏一半的拍子，聲音好像被切了一半，舞蹈上給人強勁有力、精神抖擻的感覺。

都不會讓人覺得突兀，非「部落舞」（tribal dance）莫屬。從非洲到南美洲，從巴布亞紐幾內亞的叢林到澳洲內陸地區，部落舞的形式和傳統雖然各不相同，但是舞蹈的根源不外乎雙腳踩地、雙手在空中揮舞，有時再加上點頭的動作，過去二三十年間出現的舞曲也大多是如此。

這種舞蹈會流行於各大洲是有道理的，因為它符合人體的構造。我們都知道在人類演化史中的某個階段，人類祖先用四肢前進的時間逐漸減少，用雙腳搖晃前進的時間愈來愈長，自我們邁入兩腳前進的生活後，人體也適應了一種新的行動模式，我們的雙腿像鐘擺似地從臀部開始擺動，地球上沒有其他動物是這樣移動的，而這也為我們日後開始跳舞打下基礎。

辛巴威有句俗諺：「會走就會跳。」那是因為所有的鐘擺，即便是擁有膝蓋的人腿，都會以可預測的速率做出規律的擺動。2005 年有項研究，讓受試者配戴運動追蹤器，觀察他們在跑步、騎自行車及做事時的情況，意外發現每位受試者的自然頻率（natural frequency）*差異很小。**不論一個人的身高、性別、年齡或體重，他們的身體都會**

---

* 指在沒有外力或阻礙的情形下的振盪頻率。

以 2 赫茲[*]**的頻率共振，這意謂著他們的頭每秒上下晃動兩次。**[11]

「2 赫茲」這個神奇的數字，可能跟我們跳舞的方式大有關係，因為它等於每分鐘 120 拍的速率，非常巧合的是，西洋流行音樂與舞曲的節拍幾乎全都落在這個速率。[12]它也是人們在實驗室裡跟著節拍器打拍子時，動作最準確的一個頻率。要說全人類都是隨著相同的鼓聲節拍在跳舞也不為過。

題外話，這個情況說不定能解釋，為什麼人類會是地球上唯一一個既會創作音樂又會聞樂起舞的物種。音樂是人類為了人類而創作的，而人類全是以 2 赫茲的頻率共振。演化生物學家特康薩・費契（Tecumseh Fitch）曾在 2011 年發表一篇論文，文中提到其他物種之所以不會隨著人類的音樂起舞，因為牠們是跟著不同的節奏律動，而且牠們聽不到人類的音樂，我們也聽不到牠們的音樂。[13]

我曾看到我的狗（一隻牧羊犬）跟牠的同類轉著圈玩，牠們配合得如此協調，彷彿對方向及速度有種心照不宣的默契，這情況當然不無可能，若真是這樣，意謂著我

---

* 指每秒發生的次數。

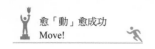
們人類尚未調到狗狗的頻率，自然不可能學會牠們的舞步。

有趣的是，某些動物只要有足夠的練習，竟能學會隨著人類的節拍舞動。幾年前，有隻名叫雪球（Snowball）的鳳頭鸚鵡在網路上爆紅，還成了科學的研究對象，因為牠能跟著美國流行音樂團體「新好男孩」（Backstreet Boys）的歌曲起舞，而且舞步還多達 14 種。[14] 不過我們從未在野外看到類似的行為，所以截至目前為止，我們仍然可以認為，人類擁有獨一無二的跳舞技能。

動作同步也會加深彼此的認同感

從我們人類全都隨著相同的節拍起舞的事實看來，不論是一個人隨音樂起舞，還是彼此共舞，其實都很容易，而這正是跳舞的第一個好處。牛津大學的研究指出，當大家一起舞動時，我們的大腦就不會再區別「我們」及「他們」。

此一現象的解釋是，在正常情況下，我們會用來自身體的訊息，也就是所謂的本體感覺，當成區別「我」與「非我」。但當我們跟著別人一起舞動時，我們的大腦

就會開始糊塗，**因為我們的動作資訊（來自於我們的身體），與其他人的動作資訊（來自於感官）混在一起了，於是自我與他人的界限就變得模糊了。**[15]

這顯示大家一起跳舞不失為克服寂寞的簡單方法，而且還能幫助我們與周遭的人連結，還能把表面上看起來毫無共同點的人，或世界觀完全相反的人，聚集在一起。請問這世上還有什麼方法，能像大家一起跳舞那樣，消弭彼此之間的差異，並注意到我們其實差不多？

歷史學家威廉・麥克尼爾（William H. McNeill）形容此一現象是「肌相連」（muscular bonding）[*]，並宣稱它是古往今來形成人類社群、宗教及文化的重要推手。[16] 眾所周知，這其實就是人道精神的核心，當然會讓我們更關心彼此。

實驗顯示，就連一歲大的幼兒，只要先讓他們站在大人的腿上跟著音樂上下跳動，他們就比較可能會幫忙大人，[17] 即便在這麼幼小的年紀，同步也會大大影響你對別人的關心程度。反之，如果大人沒有先讓小小孩跟著音樂跳，他們就不太可能幫助大人，這聽起來很殘酷，但此一

---

[*] 指透過同步運動與他人產生聯繫，思維上從「我」轉變為「我們」。

傾向似乎會伴隨終生。成人版的相同實驗亦顯示，如果讓一群大人先花點時間同步移動，稍後他們就比較可能在賽局遊戲中互相幫忙。

有鑑於此，**一些科學家不再把跳舞視為一個快樂的意外，而是演化來的，是為了實現重要的社會目的 —— 幫助團體產生凝聚力，讓大家願意一起努力使每個人都獲益。**

更棒的是，科學家正在深入研究此事。加州大學戴維斯分校（University of California, Davis）的心理學家彼得・賈納塔（Petr Janata）團隊正在研發一個機器，他們稱為「旋律加強器」（groove enhancement machine, GEM），由電腦及鼓墊組成的網絡，研究人員會根據志願受試者與其電腦夥伴，跟著節奏拍手的情況來區分他們的同步程度。志願者會在實驗中玩一種遊戲，來測試他們跟同伴合作的意願有多高。

截至目前為止，研究人員只取得初步的數據，未來還需要做更多工作才能確定，一起打鼓是否能讓人們更樂於合作。賈納塔表示：「如果答案是肯定的，說不定你可以帶著 GEM 去參加公司的董事會或國際領袖會議。」

那麼，「同步運動」（synchronised movement）是否有不好的一面？由於它具有徹底繞過理性思考的力量，令

人熱血沸騰、情緒澎湃，歷史告訴我們，這樣的效用一旦落入壞人手裡，就會淪為操控集體意識的有力工具，這說不定就是當年納粹引進單臂敬禮，並在 1934 年強迫全民必須每天在公共場合及學校敬禮的用意，因為之後民眾對希特勒的支持度竟然隨之上升了。

威廉‧麥克尼爾曾在 1995 年出版《大家一起來跳舞》（*Keeping Together in Time*）一書，書中指出規律地行禮，而且是大家一起做，能規律地提供「內在凝聚」（visceral bonding），形同昭告天下，這是一個全民參與的運動，而且大家都是其中的一分子。

他指出，一年一度的紐倫堡納粹大遊行，以及各地的納粹青年黨員為了參與該項活動徒步跋涉 800 公里，都會產生類似的效果。歷史上也不乏利用同步運動讓軍隊團結一致的先例，因為身為團體裡的一員，會讓人感到開心，當一件事能讓你感到開心，很容易令你當下深陷其中，忘了辨別是非對錯，所以大家千萬要選對人跟隨。

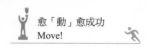
不用激烈熱舞，只要沉浸在旋律中

　　好消息是，即使自己一個人獨舞，也能享受舞蹈的好處。賈納塔指出，只要選擇能夠讓你「沉浸在旋律中」（in the groove）的音樂就行了，這個曾流行於 1960 年代的術語一度被遺忘，但賈納塔在 2012 年搶救回來，並納入神經科學的詞庫中。[18]

　　熱愛音樂的賈納塔，留著一頭狂放不羈的捲髮與山羊鬍，且是「死之華樂團」（Grateful Dead）的粉絲。他為「帶動感」（groove）下的定義是：聽到讓你很嗨的音樂時，身體會不由自主地跟著動起來的體驗。我們透過 Skype 視訊時，他坐在一張看起來很時髦、橘色咖啡色相間的絲絨沙發上，背後是貼著深色木板的牆。

　　賈納塔在 2012 年做了一項研究，讓志願參與實驗的學生，聆聽了 148 首樂曲，曲風從節奏藍調到民歌，種類繁多，然後詢問他們，聽到某一首作品是否會想要跟著跳舞，是否覺得它有「帶動感」。儘管受試者喜歡的曲風大異其趣，但是他們對樂曲的感受卻是英雄所見略同，148 首樂曲中，美國盲人歌手史提夫・汪達（Stevie Wonder）演唱的〈迷信〉（Superstition），獲得一大票學生的青睞。

　　就跟許多在「帶動感」得分很高的樂曲一樣，〈迷信〉也有切分節奏 [*]，也就是很多節奏性動作並不在主要節拍上，所以要找出它的節奏會比規律性的困難，但也因此當我們找出它的節奏時，我們就會覺得自己是舞場上最酷的人，因為我們成功破解密碼了。這時你可以盡情表現自己，隨著節奏扭腰擺臀、搖頭晃腦、手舞足蹈。

　　賈納塔指出，這種感覺很棒，因為感覺自己被邀請「加入樂團」。所以即便自己一個人在跳舞，卻會覺得是跟一群人在共舞。賈納塔還說，你不一定要在舞場上瘋狂跳舞才能獲得這些好處，賈納塔表示：「其實我並不是特別愛跳舞的人，我只喜歡做擺動幅度極低的動作，但我依然感覺是跟大家共舞，所以我仍能獲得這些超級豐富的體驗。」

進入意識的變化狀態，擺脫困境

　　隨著音樂起舞除了能讓團體產生凝聚力，其實還

---

[*] 指由於樂曲的需要，改變常規的節奏，發生強拍和弱拍的變化。

有別的好處。倫敦大學城市學院（City, University of London）的神經科學家茱莉亞‧克莉絲汀森（Julia Christensen）也曾是一名舞者，她深信**隨著節拍忘情地舞動能讓我們快速進入「意識的變化狀態」（altered state of consciousness）**＊，**在這樣的狀態下，身體能暫時擺脫壓力和困境。**

　　不論何時，我們的意識只能感知到一小部分身體周遭及體內正在發生的狀況，那是因為我們的「頻寬」不夠，無法同時處理大量的訊息，但這樣的構造其實是很合理的，要是我們對所有輸入的訊息來者不拒，我們就會被超載的感官搞到疲於奔命。

　　反之，頻寬不夠讓我們只能關注當下最緊急的訊息，像是肚子餓了、身上的套頭毛衣令人發癢、有一個需要馬上處理的急件、再不快點就趕不上火車了，把你的注意力聚焦在這些急事上，會讓你暫時忘了其他事。

　　關於我們如何分配注意力有種解釋：大腦中與當下目標有關的各區塊腦波會開始同步，蓋過腦活動對話的背景聲量。

＊ 指個體感覺到自己的心理發生變化，亦即處於與常態不同的意識狀態。

你是不是覺得這段敘述有點眼熟，沒錯，因為這跟身體會隨著節拍舞動的過程是一樣的。克莉絲汀森指出，這就是為什麼音樂能輕易劫持我們的注意力，當所有可用的處理能力，都拿去處理豐富的感官經驗，包括隨音樂起舞，以及控制身體的動作，就無暇顧及跟內感受有關的任何心理過程，例如擔心未來或憂心過去。這是非常消耗能量的經驗，會讓我們的大腦像放長假似的暫時放空，不再胡思亂想或瞎操心。

克莉絲汀森指出，人類還未發明化學合成的迷幻藥物前，就是靠此一機制進入意識的變化狀態。部落儀式及銳舞文化 * 追求的就是這種精神恍惚的迷幻狀態，因為當你走出那樣的狀態後，你仍會感到心情平靜、頭腦清醒，而且與別人有連結，我想這就是現代社會需要的吧。

跳舞也是一種語言，傳達自我感受

說到我自己的舞蹈經驗，我不確定在受過舞蹈訓練的

---

* 指狂歡派對。

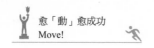
專業人士眼中看來，跺腳及甩髮是否夠格稱得上是跳舞，但我自己肯定是不想觀看這樣的畫面。

不過特納表示，那是因為我跟多數人一樣，對什麼才算是真正的舞蹈抱持錯誤的觀念，多數人都認為，專業人士用舞技完美展現精心編製的舞步才叫舞蹈，那樣的舞蹈看起來非常精采，卻令我們一般人不敢嘗試，但特納說，這種想法就像你自覺不可能像足球明星 C 羅（Cristiano Ronaldo）那麼會踢球而拒絕下場玩五人制足球。

特納說：「人們都以為，既然我是一名舞者，那我肯定能用頭轉十圈或是用腳轉十圈，但其實我兩樣都不會，所以我不能算是一名舞者……但我要告訴你，只要你用自己獨有的方式舞動你的身體，向大家表達你的故事及你的經歷和體驗，你當然算是一名舞者。」

他希望我們用審慎思考過的動作，表達並理解內心深處最私密的個人感受。但多數人聽到這樣的說法反而更加不敢嘗試，就連我也是。不過愈來愈多的證據顯示，我們真的該改變想法了。

從科學的角度來看，情緒究竟是什麼，目前尚無定論，有些人認為情緒是一種出自大腦的現象，然後刺激身體產生變化，例如心跳加快、嚇出一身冷汗；另一批人則

認為是身體先產生反應，然後才由大腦對生理變化提供情境及含意，也就是我們感到害怕是因為心在狂跳，而非因為害怕而心跳加快。

不論兩者發生的順序誰先誰後，眾所周知，情緒是一種身心現象，而且對於基本情緒的表達，大家的身體呈現出來的反應大同小異，所以我們不必經過訓練，就能讀出別人的動作代表什麼意思。

如果你認同這樣的觀點，那麼**跳舞就不是演化上的意外，而是一種古老的語言形式，比口語更早出現**。達爾文曾在 1872 年指出，人類及動物會透過同物種全體都能讀懂的肢體語言，來溝通彼此的情緒。對於人類這個群居的物種來說，溝通情緒是讓緊密聯繫的社會發揮作用的必要手段，而且達爾文認為，在口說語言出現之前，我們就是透過身體動作及手勢來表達情緒。

果然，不計其數的實驗皆顯示，人們可以從別人的身體動作，甚至只要觀察正在動的部分，例如拿起杯子喝水時的手臂動作，就能八九不離十地讀出此人的情緒。我們還可以利用在人體的關節貼上反光點，拍攝後進行對比處理，就會看到一個「火柴人」在動，從而看出動作代表的含意。

　　就連五歲的幼童都能透過肢體語言表達情緒，即便你不會說對方的語言，完全不懂對方的文化，都能透過肢體語言讀出對方的情緒。在某個研究中，舞者表演取材自兩千多年前《戲劇論》（*Nātya Śāstra*）的經典印度舞蹈，以特定的動作來表達九種基本情緒，包括生氣、害怕、厭惡、驚奇及愛，結果就連遠道而來、從未看過這種舞蹈的美國人，也跟印度的受試者一樣，能分辨各種不同的情緒。

　　特納也說，他從來不必教學生如何用舞蹈表達情緒，「雖然有些人可能會因為缺乏自信，或因為身體方面的問題需要別人鼓勵，但只要你能打造一個安全、令人放心的環境，大家就可以真的理解事物、感受、情緒和身體，這些他們原本以為自己永遠辦不到的事。所以我相信，不論遇到任何難題，你的身體就是解決它的最佳方法。」

　　彷彿是為了證明此一論點，特納在 2015 年自編自演一部新作品《見證》（*Witness*），作品中探索了閱讀障礙對他自己及周遭的人產生什麼樣的衝擊。他現在大部分的時間都用來協助被憂鬱、焦慮、肥胖及慢性疼痛所苦的年輕人。

　　要鼓勵心靈脆弱的年輕女生舞出她們的感受，肯定要有相當程度的魅力才行，當我加入這個團體後便發現，特

納果然是魅力四射。他的熱忱極具感染力，他就像鄰家大哥，酷帥中帶點淘氣，卻又十分體貼溫柔，讓每個人都感到安心。舞團裡的女孩們顯然都很喜歡他，其中有個人告訴我：「凱文最棒了，他總是充滿正能量。」

他帶領我們以繞行室內的方式暖身，鼓勵我們臣服於身體承受到的物理力量。我們所有人彷彿被魔法點化似的，全都細心調整我們走動的方式，並且用心感受雙腳踩在地板上（我可是生平第一次這麼做）。不得不說，那感受既舒服又平靜，多虧特納提醒走動時身心皆要臣服於地心引力，使得這個體驗比我原本預期的更加動人。

接著他教我們練習一段簡短的舞步，一開始那些動作看似不可能辦到，但沒多久我們所有人竟全都做對了，大家紛紛露出開心的笑容。不過最值得一提的運動是兩人一組的「跟隨帶路人」，同組的夥伴必須十指尖互觸，其中一人閉上眼睛，由帶路人帶領繞室前進，帶路人要不時改變前進的速度和方向，過程中有時要雙手盡量舉高，有時則要彎下身碰觸地板，然後雙方互換角色。

這節活動剛開始時，隊中一名年約十七歲的女生，便明顯展現出焦慮的肢體語言 —— 眼睛盯著下方、肩膀高聳至耳邊、當特納在說明遊戲規則時，雙手不自覺地環抱著

自己。但是等到活動快要結束時，我朝她看了一眼，發現她正信心十足地帶領夥伴繞行教室。

她不僅笑得很開心，肩膀也放鬆了，看似有能力應付世上所有挑戰，跟之前怯生生的模樣簡直判若兩人。這樣的轉變令我大吃一驚，特納告訴我，她們從這些課程中獲得的信心，還能轉化到日常生活中。

他指出：「她們的表現突飛猛進，只要她們一走進我的教室，不僅體態立刻改變，而且還會轉悲為喜。許多人告訴我，她們在學校、職場及生活中的表現全都變好了。」

當前有很多年輕人，尤其是女生，在心理健康與外貌體態方面飽受困擾，而**舞蹈其實是一個很有力的工具，能幫助她們發自內心地欣賞自己的身體**。特納告訴我，團裡有個女生曾經對自己的體態極度缺乏自信，但在經過數週的團體活動後，她終於又敢穿上泳衣去游泳了。

而且研究顯示，這樣的轉變並非曇花一現，非常在意自己外貌的年輕女生，罹患憂鬱症的機率通常比較高，幸好跳舞具有一舉兩得的功效，既能改善體態又能增進心理健康。

不過想要「**舞出你的真實感受**」，必須先弄清楚你的

真實感受是什麼，而這又是舞蹈能幫上忙的地方。有些人認為，人類「不幸」身為「自知」（self-knowledge）[*]的物種（說不定是世上唯一），想要弄清楚我們的內心世界，與其用想的，倒不如從身體著手。

但問題是，大約 10％的女性及 17％的男性，搞不清楚且說不明白自己內心的情緒。10％的數字著實不容小，這已經跟全英國有閱讀障礙的人口比例是差不多的，這種情況被稱為「述情障礙」（alexithymia）[†]，雖然它被視為一種人格特徵而非臨床上的疾病，但是喪失此一重要溝通管道的人，有可能罹患心理疾病。[19]

憂鬱、焦慮、飲食失調及注意力不足過動症（ADHD）都與述情障礙有關，甚至是纖維肌痛症（fibromyalgia）這種從身體上找不出明顯病因的慢性疼痛，也跟它脫不了關係。[20]我們不難想像，情感失語症有可能對許多人造成相當程度的影響，並可能變成危害個人生活的壓力與心理疾病。

---

* 原意指個人對自我的理解，但亦有「雖然無知，卻自以為知」的含意。
† 指無法形容和識別自身及其他人的情緒。

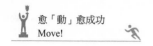

表達自己情緒，也能釋放心理壓力

我們再回過頭來談談情緒的「體現」，它有可能是解決當今社會問題的仙丹妙藥，神經學家蕾貝卡・巴恩史代普（Rebecca Barnstaple）就把她的博士學位押寶在這個概念上。

曾經是位舞者的她認為，透過跳舞來調整情緒，不應被視為負擔不起的奢侈品，或是偶一為之的高級嗜好；相反地，她相信舞蹈是能有效提振我們心情的生活必需品。

她說研究發現，**跳舞能對我們的身體產生一些基本的作用，讓我們有能力處理身體的警訊，並回復到身心平衡的狀態**，不讓壓力荷爾蒙在體內四處流竄，並讓我們的血管裡流淌著健康的化學物質。有項研究發現，一群患有輕度憂鬱症的少女，接受數週的舞蹈運動療法後，不但心理健康獲得改善，而且壓力荷爾蒙水平顯著下降，血清素水平上升，而血清素過低與憂鬱症有關。[21]

在某種程度上，任何一種形式的運動皆有可能產生這些變化，但是巴恩史代普指出，許多研究顯示跳舞特別能夠改善心情，提升自我認知與整體信心。她指出，那是因為用新的方式運動，能幫助我們練習用新的方法，應對過

去發生或未來可能遭遇的狀況。跳舞療法跟談話療法看起來差不多，不過前者是透過肢體語言進行而非口語表達。

她告訴我：「跟談話療法相比，用身體來敘述你當下的感受，兼具即時性與親密性，兩者其實截然不同 。」

巴恩史代普指出，這種舞蹈並不需要強烈的節拍，甚至不需要任何音樂伴奏，重點是專注於你正在做的動作。她表示，**只要你專心做一件事，即便只是走路，都可以被視為舞蹈。就像靜坐冥想必須把全部的注意力都放在原本自動進行的呼吸上，把注意力全放在動作上，猶如關掉自動駕駛，迫使我們必須做出身體該怎麼動的決定。**她說這麼做的好處是，一旦我們學會了新的跳舞方式，便開啟了我們處理想法、感受及情緒的新方法。

跳舞的好處還不止於此，巴恩史代普指出，跳舞還能提供一個安全的空間，讓我們嘗試用新的方法應付情緒，她表示：「跳舞能擴大我們的身體指令，當我們擁有無限多的動作指令，只要打開參考，就能找到一種新的可能性，擴大你的動作範疇。」

反之，一整天坐著不動，只是動動手指頭，那我們這一生能積累的動作指令恐怕少之又少，而且缺少許多必要技能，無法打造出最佳版本的自己。

　　表達力較強的舞蹈形式還能提供重現的機會，讓我們得以安全無虞地實驗新的行為方式。比方說，遇到衝突就退縮的人，可以透過跳舞表演為自己挺身而出的英勇模樣。巴恩史代普指出，這麼做可以為大家的行為指令提供更多選項，未來可以運用在真實生活中。假設某人過去曾在遇到當街行搶時，因為不敢反抗而覺得自己很沒用，透過重演與改寫結局，就能讓他們重拾自信。

　　巴恩史代普告訴我，舞蹈療法也應用了類似的原理：「有一個經典的舞蹈療法練習，就是請某人用動作表現出三個情境，『過去我曾這樣，現在我是這樣，將來我會變成那樣』。」當某人把經歷過的事情編成舞蹈，他就可以虛擬地回到過去並且改寫歷史，例如改寫事件本身，或是改寫他們對事件的反應都可以。相較於談話療法只是單純「重回傷心地」，舞蹈療法顯然更有建設性，能讓當事人用新的方法去經歷創傷。

　　從某方面來說，舞蹈療法與正念冥想恰好相反。正念冥想強調的是，要留意自己的想法與情緒，但不要執著，也不要嘗試改變它；反之，跳舞不僅在動作中放大情緒，而且還提供了一個機會去改變你對情緒的反應，使它變成你想要的樣子。

　　透過跳舞讓自己更加貼近情緒經歷，還有其他的益處。研究指出，**跳舞讓人們更能讀懂自己的情緒，以及其他人表現出來的情緒。**[22] 提升個人與社會的情緒素養，能幫助大家大幅改善自身的心理健康，並打造更正面的關係，幫助他們面對未來的挑戰。

　　但問題是，許多人死都不願意透過跳舞來表達他們的感受。不過以色列海法大學（University of Haifa）的神經學家塔兒・薛佛（Tal Shafir）指出，這並不是什麼大問題。她的研究分析了某些動作與基本情緒（例如快樂及悲傷）之間的關聯 —— 這是體感認知的基本信念之一。她認為，就理論上而言，不論你是否有跳舞，只要你在一天當中的某個時刻做了其中某些動作就行了。

　　薛佛發現，「快樂的」動作多半是腳步輕盈的、是向外擴展的，例如雙臂向上向外伸展，或是上下跳躍，同時也是重複的與有節奏性的。她在實驗中要求大家做這些快樂的動作，僅僅兩分鐘便顯著改善了他們的心情。

　　至於猶太婚禮中常見的傳統舞蹈《讓我們歡樂吧》（*Hava Nagila*），便具備以上所有元素，所以這支舞緩解憂鬱症狀的效果，居然比騎相同時間的自行車高出許多。**光是坐在椅子上伸展身體，或在午休時間刻意用輕盈**

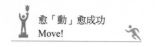

的腳步走動，都能幫你順利撐過難熬的一天。

放大音量，產生失衡的快感

如果那樣行不通，就試試別的方法，像是在廚房裡跟著嘈雜的音樂動一動，即便看起來不怎麼優雅，但是它提振心情的效果，肯定好過其他讓心跳加速的運動。[23]

奇怪的是，這份好心情有一部分要歸功於，我們慶幸自己沒有跌倒所產生的喜悅。曾在曼徹斯特大學任職的神經學家、現為爵士樂手的尼爾·陶德（Neil Todd）指出，這跟內耳的平衡器官有關。

身體的平衡是由內耳的前庭系統負責，前庭系統包括三條充滿淋巴液的半規管與一對耳石（一個叫球形囊，另一個叫橢圓囊）（見圖表 4-1）。即便頭部做出微小的動作，都會使淋巴液流動並觸動絨毛，此一資訊會跟來自耳石的輸入結合起來。耳石負責監控地心引力的作用，並告訴我們該向前或向後、向上或向下移動。

科學家研究早期人類的前庭系統化石發現，隨著人類用兩腳直立的時間愈來愈長，內耳的大小及形狀也隨之改

圖表 4-1　內耳的前庭系統

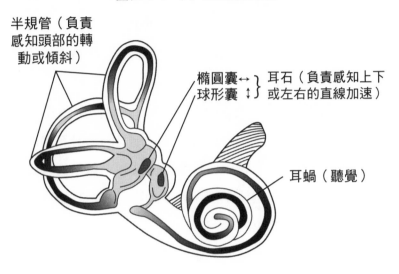

半規管（負責
感知頭部的轉
動或傾斜）

橢圓囊 ↔
球形囊 ↕
} 耳石（負責感知上下
或左右的直線加速）

耳蝸（聽覺）

變，變得更加敏感而且向前方與側邊傾倒，使得三條半規
管中有兩條的迴圈比較大。可能就是這個對於摔倒的靈敏
度增加，在無意間造成我們對跳舞的熱愛。[24]

　　陶德指出，這是因為內耳是直接連線到大腦的邊緣系
統（與快感有關的腦迴路）。這就是為什麼我們喜歡高速
飛馳的感覺，像是盪鞦韆、坐雲霄飛車或騎著單車不踩
煞車一路滑下山。當我們高速飛馳時，會忍不住想要大喊
「哇」的衝動，便是源於敏感的前庭系統及腦部快感區間
的緊密連結。

陶德指出，明白這個道理後，就不難理解為什麼我們的身體喜歡左右移動及上躥下跳。世上再沒有比帶著你的平衡器官兜風更愉快的事了，而且你一旦有過那樣的快感，就會想一做再做。

不過陶德提醒，在戶外跳舞時，音樂必須放得很大聲，因為音量高到某個分貝時，會直達耳石。耳石曾經身兼聽力與平衡器官二職，像魚類及兩棲類仍舊是透過耳石的震動來聆聽。經過演化後，許多動物已改由耳蝸負責聆聽，耳石負責偵測重力。

不過陶德認為，我們人類的耳石仍然有聽力，尤其是超過 90 分貝的低頻音，而這個神奇的數字遂成為所謂的「搖滾樂門檻」，因為低於這個數字的音樂似乎很難讓人們舞動起來。[25] 難怪搖滾樂演唱會以及舞廳都把音量調至 90 ～ 130 分貝之間，而且大多數的動作都發生在低頻音的範圍內。

陶德指出，負責偵測上下動作的球形囊，似乎對聲音特別靈敏，這或許能說明為什麼我們會覺得必須跟著音樂拍腿或搖頭晃腦，以及為什麼密集的鼓點會令我們用力踩踏地板，而非做出藝術感十足的平滑移動。

絕妙的切分節拍就更有趣了，因為會讓我們短暫地失

去平衡，迫使我們矯正自己。其中的概念類似，笑話之所以會令人發笑，是因為它違背了我們的預期，當我們明白它根本無厘頭時，就會忍不住笑出來，而搞錯節拍會令我們產生短暫的「打或逃反應」，但是當我們明白一切安好沒事時，情緒很快就會放鬆與變得安心了。

　　陶德指出，這個原因同樣出自前庭系統，以及它幫助我們保持直立的方式，陶德說：「你可以把切分音想成是，當我們在運動過程中不小心絆倒時，順手扣下放鬆反應的扳機。」[26] 科學家都說走路其實是「受到控制的跌倒」，我認為用這句話來形容跳舞就更加貼切了，而且因為我們一再地避免自己跌倒，所以才會覺得那麼開心。

隨節奏律動，改變看事情的角度

- **跟著節拍跺跺腳**：或跟著節拍點點頭、揮揮拳也行。讓身體跟著節拍動一動，會讓我們腦內的多巴胺大增，不但會使心情變好，還會感覺欲罷不能。嘗試一下吧，你說不定會一下就進入意識的變化狀態。

- **大家一起動**：不論是參加舞蹈班還是你喜愛的團體運動，跟著別人一起動，能模糊大腦設下的人我界線，並

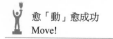
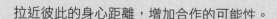

拉近彼此的身心距離，增加合作的可能性。

- **腳步輕盈，心也跟著輕鬆**：當你覺得壓力很大時，暫時休息一下。可以用跳躍的步伐走一走，還是練習往上跳並且安靜無聲地落地。研究顯示，雙腳輕盈地走動，能快速提振心情，要是再高舉雙手用力揮舞，能額外獲得更多的快樂。

- **讓自己失衡一下**：來個側手翻、騎單車衝下一條凹凸不平的山路，或是邊跳舞邊搖頭晃腦，會讓自己更愉悅。因為內耳的平衡系統直通大腦的快感中心，那種幾乎要跌倒（但沒有真的摔下去）的感覺，正是跳舞讓我們感到快樂的原因之一。

第 5 章

鍛鍊核心，增強你的抗壓性

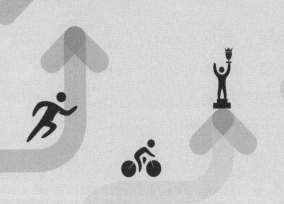

「站挺點！」每個人的老媽都這麼大吼過。

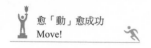
核心肌群與情緒認知相連結

現今風靡全球的皮拉提斯運動，發明人約瑟夫・皮拉提斯（Joseph Pilates）曾在 1945 年大膽宣稱：「讓脊椎做滾動與伸展的運動能放鬆神經，並消除緊張所產生的毒素。」[1] 當然也有人怒斥這種說法根本是胡說八道，美國神經科學家彼得・史崔克（Peter Strick）即是一例，不過最近他改口了。

史崔克是位神經學家，卻也是個緊張大師，他很清楚自己犯了錯便耿耿於懷、愛鑽牛角尖的性子對健康非常不利。不過多年來一直鑽研身體與大腦間神經通路的他，並不認為皮拉提斯的說法有任何生物學上的根據。

史崔克說：「我的小孩告訴我，練皮拉提斯或瑜伽說不定能幫我減輕壓力。我說，拜託，我才不信。」說到這，他忽然露出美國男演員哈里遜・福特（Harrison Ford）似笑非笑的招牌笑容：「不過，我拿自己做了實驗。」

在美國匹茲堡大學（University of Pittsburgh）擔任神經學教授的史崔克，無疑是個嚴肅的人，幸好他溫和的舉止柔化了銳利的眼神，而且他對自己心理狀況的直言不

諱，也令我十分驚訝。他帶我參觀他的辦公室，並向我介紹他的情感支柱 —— 一隻體型巨大名叫米羅（Milo）的雪瑞納犬。米羅顯然非常盡忠職守，當我在他和米羅中間的位子坐下時，牠低聲地咆哮了一下。

在我們聊到是什麼原因改變了他對皮拉提斯的看法前，史崔克先給我看了他的研究概要。他畢生的職志與最熱愛的事，就是製作顯示大腦與身體透過神經迴路連線的圖，這個工作常被人視為無聊的苦工，有點像是神經科學版的火車線路圖。

但史崔克堅信，唯有透過追蹤神經系統的路線圖及迴路的主要交匯處，我們才能看到身體哪些部分正在互相交談，以及哪些部分正在跟大腦交談，等你都清楚了，你才能開始了解它們聊了些什麼，以及為什麼要聊這些事。

他其實是世上第一位發現，一向被視為只負責動作的小腦，竟然與大腦中負責處理情緒及認知的區域有神經連結。[2] 因此揭開思考、感覺與運動間的隱藏連結，就是他最擅長的事了。

研究這個領域數十年的他深信，把身體扭曲成各種不自然的古怪姿勢根本沒有科學根據，頂多讓人暫時忘記疼痛一小時，不過近期一組實驗的意外發現，卻成功說服他

重新思考。他與研究團隊在 2016 年，誤打誤撞地發現了一條神經通路，它連結了身處壓力反應第一線的腎上腺，以及控制動作的核心肌群。

此一發現說不定能解決心理學領域中，對於姿勢如何連結心態的爭論，並提供一個合理的生物學基礎，說明為什麼皮拉提斯、瑜伽及太極拳這些鍛鍊核心肌群的運動，似乎能減輕壓力、憂鬱，以及所謂的心身疾病（psychosomatic illnesses）——身體上找不出明顯的病因，因此常被斷言為「腦袋有病」。

為了解釋此事，史崔克引用《哈利波特：死神的聖物》（*Harry Potter and the Deathly Hallows*）中的一段對白，那是哈利在一次瀕死經驗中與死去的校長鄧不利多的對話。哈利問：「這一切是真實的嗎？還是只發生在我的頭腦裡？」鄧不利多回答：「它當然是發生在你的頭腦裡，但這不代表它不是真的。」史崔克指出：「那就是重點，這些迴路是真實存在的。」

抱持同樣看法的當然不只史崔克和鄧不利多。多年來神經學家一直把心智視為一只黑盒子，它會接收輸入的訊息、加以處理並解讀訊息意義，但現在神經學家開始認為，心智的運作不只在大腦，想要真正了解心智，必須連

頸部以下的反應一併納入考慮。

然而，目前並沒有一個現成的用語可以簡明但完整的形容這個新世界，這或許要歸咎於過去我們只要一談到身心之間的關聯，就一定會加上「整體的」、「全面的」，但這樣的用語雖然精確，卻早已被濫用。

當我跟神經學家米卡・艾倫（Micah Allen）聊及此事時赫然發現，似乎不只我有這樣的困擾。他告訴我，雖然他會以「腦身互動」（brain–body interaction）來形容他的研究，但他坦承這樣的說法並不完美，因為聽起來感覺大腦跟身體是兩個獨立的實體，不過他只是想擺脫「輸入與輸出」之類的老派概念，改用更動態與更體感化的方式表達。

在這個將意識視為一種身心現象的新觀點中，核心肌群似乎有了特殊的地位。首先，我們的內臟幾乎全位於這個區域，也就是說，**核心是許多內感受訊息的起始點，而這些訊息會向大腦更新體內的最新狀況**。

巴黎神經科學院（École des Neurosciences in Paris）的神經學家凱特欣・達隆・波德黑（Catherine Tallon-Baudry）猜測，我們之所以會用第一人稱的觀點來看待世界，說不定跟多數器官都位在身體的中心區有關。

　　她認為，我們之所以會覺得有一個「我」從身體的中心往外看，其實是身體對於來自心臟與腸道的無意識內臟感覺（visceral sensations）的監測。心臟與腸道都有自己的電位節律（electrical rhythm）*，與大腦無關，**這些電位節律就像是一個在身體中心不停滴答作響的時鐘，為我們的自我感提供了可靠的參考指標。**[3]

　　我們的體幹，具體來說是核心肌群，其實也是我們身體的重心，對於我們的姿勢及平衡非常重要，相信每位皮拉提斯老師都曾說過這樣的話。即便我們沒在動，但只要我們不是彎腰駝背地站著或是倚靠著任何東西，核心肌群就會處於低度收縮的狀態，以便使上半身保持直挺。等到我們動起來，核心肌群會隨時保持身體中段的穩定，讓我們能隨心所欲地去探索世界並與世界互動，不會因重心不穩而跌倒。

　　由於此一「支撐」功能是自動發生的，所以長期以來都不認為有必要經過思考。但是近期的實驗顯示，身心平衡對於身或心的重要性，其實超乎我們的想像。

　　在某個實驗中，受試者被要求「用腳思考」——一邊

---

* 存在於內臟肌肉，節律會逐漸累積，最後達到動作電位，產生收縮。

專注尋找圖像問題，一邊改變腳下狀態。結果研究人員發現，健康的人站立時會用到核心肌群及其他肌群，來降低上半身的搖晃，好讓他們的雙眼及大腦得以全神貫注在任務上。[4] 同理，當你走在崎嶇不平的地形時，必須分神保持上半身挺直。

當你無法兼顧思考與保持身體挺直時，就會出狀況。跌倒已成為全球第二常見的意外致死原因，僅次於交通事故，而且特別容易發生在六十歲以上的人身上。

更令人憂心的是，沒想到人體開始失去平衡的年齡竟然非常早。[5] 某項針對 1,000 人進行的研究發現，女性的平衡力在 30 歲達到巔峰，之後開始逐漸變差；男性的平衡力開始變差的時間更早，介於 20 ～ 29 歲，不過男性剛開始的平衡力似乎比女性好（或許是因為他們的肌肉比較多）。[6] 認知能力也會從二十多歲開始變差，**想讓老年時仍保有良好的認知能力，就是身體盡可能多動，因為任何一種運動都有助於強化身體核心的平衡功能。**

某些研究發現，跟姿勢有關的運動，例如太極拳，兼具改善老年人認知力與降低摔倒風險的功效，有可能是因為這類運動讓我們不必分神保持挺直與平衡。[7] 綜合以上所述，我們至少從中年就要開始努力保持核心的強壯。

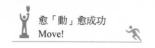
抬頭挺胸能緩衝外在壓力

史崔克主要的研究領域，是核心與情緒控制間的關聯，有愈來愈多的證據顯示，情緒平衡會連帶影響身體的穩定性。例如有項研究顯示，害怕跌倒其實是造成年長者跌倒排名第一的風險因子，一部分要歸咎於害怕的情緒會改變身體的姿勢，讓年長者更加彎腰駝背且不平衡。不僅如此，**心理學的實驗早已顯示，姿勢對於心態至關重要。焦慮、憂鬱症及思覺失調症等精神疾病，皆與姿勢改變（且會使跌倒的風險增高）有關聯。**[8]

找出活化核心肌群與情緒反應之間的關聯是很重要的，因為雖然大量的心理學研究皆指出兩者是有關的，但尚未有人找到能令人信服的機制，解釋為什麼挺直的姿勢會使人感覺正向、有力及一切都在掌控之中，而彎腰駝背則會令人感覺像隻鬥敗的公雞（外觀看起來也是如此）。少了這片關鍵拼圖，我們不但可能輕忽挺直身軀對情緒的連帶影響，甚至會以為，這不過是簡陋的研究製造出來的偽科學，根本經不起考驗。

社會心理學家艾美・柯蒂（Amy Cuddy）便曾為此付出慘痛的代價。2012 年她還是哈佛商學院的一名研究員，

當時她發表了一場讓她一炮而紅的 TED 演講，介紹所謂的「權力姿勢」（power posing）。

她與紐約大學（New York University）的唐納·卡妮（Dana Carney）及安迪·葉（Andy Yap）共同做了一個實驗，她要求一組人擺出所謂的「擴張型姿勢」——雙腳打開站著，雙手張開上舉，或是霸氣地坐在椅子上，並把雙腳放到桌子上，然後維持姿勢兩分鐘。

第二組人則是雙臂交叉或垂頭喪氣地坐在椅子上。之後請受試者表達他們的感想，擺出權力姿勢的那組人不但覺得自己更有力量，而且自認即使在壓力下也能有好表現。針對這個初步的研究結果，該團隊的解釋是：擺出權力姿勢會降低血中的壓力荷爾蒙皮質醇（cortisol），並促使睪固酮（testosterone）上升。[9]

這個概念大受歡迎，那場 TED 演講也成為史上觀看次數第二高的影片。媒體大肆報導此事，柯蒂不但成了一名暢銷書作家，也成為享譽全球的高人氣勵志演說家。但問題來了，當其他心理學家重複這些實驗後，並未發現相同的荷爾蒙變化，於是情況開始出現逆轉。

事件的反彈挺殘酷的，柯蒂的同儕斥責她散播有瑕疵的科學，並且單憑一個研究就想揚名天下。就連身為原始

研究第一作者的唐娜・卡妮，也不承認與該項研究有關係，並表示研究結果「不實」，這段期間卡妮甚至拒絕上媒體討論該項研究。[10] 但後來風向又變了，許多心理學家開始默默改變立場不再嚴詞抨擊此事。以目前情況看來，姿勢確實是重要的，但應該跟荷爾蒙無關。

近期針對該領域的研究所做的一項綜合評論，似乎替想要使用該部分研究的人提出佐證：擺出擴張的姿勢，看來確實能讓人感覺更有力。[11] 至於柯蒂本人現在已經完全退出這個領域，並且專攻成人霸凌成人的影響。

雖然權力姿勢界的明星研究員已經專注別的事了，但是其他心理學家仍持續提出報告指出，**站姿或坐姿的挺拔與否，的確會令人萌生胸有成竹或羞於見人的不同感受。**彎腰駝背的姿勢（柯蒂所謂的「收縮型姿勢」）會讓人聯想到疲憊、不擅社交與被打敗的感覺。

抬頭挺胸與彎腰駝背的姿勢，在其他群居動物身上也能見到，顯示這有可能是一種與生俱來的先天行為，而非經過學習的後天行為。時至今日，彎腰駝背可在需要時當成一種社交訊號 —— 對敵人表示「我投降」，或請求支持者「幫幫我」。

身為人類的我們，比其他動物多了一項優勢，就是擁

有「後設認知」（metacognition）能力——能反省我們的行動、想法與感受，並加以改善。**只要留意自己的姿勢並刻意調整，就可能駭進此一自動系統，改變你的姿勢就能改變傳送至大腦聊天室「我當下感受」的訊息。**

紐西蘭奧克蘭大學（University of Auckland）的健康心理學家伊莉莎白·布洛班特（Elizabeth Broadbent），長期研究改變姿勢，是否會改變我們應付壓力的生物學方式。之前的研究曾顯示，當人們歪斜地坐著時，比較容易記住清單上的負面語詞；反之，坐姿端正的人則較容易記住正面的語詞。

在此前提下，她讓受試者挑戰一個人人都害怕的惡夢——臨時被通知要上台演講，而且聽眾還是一群帶著批判眼神的陌生人。這個消息肯定會讓人心率加快、血壓升高、手心冒汗，要是不巧被通知的人心情本來就不好，此舉肯定會令他更加火大。

但是布洛班特的研究顯示，挺直地站著或坐著，能為這種壓力提供一個緩衝，並促使受試者抱持較正面的心態，這點可以從他們的情緒狀態量表得分較高、疲憊程度較低，以及比較不焦慮獲得證明；反之，垂頭喪氣的坐姿或站姿，會導致相反的結果——受試者表示他們很沮喪、

心情很差，而且無精打采。

更重要的是，當她與同事分析受試者的演講內容時發現，擺出「端正姿勢」的那組人，較少用第一人稱講話，代表他們比較不會只關注自己。只關注自己的傾向，是憂鬱症的特性之一，這種人會對自己過去犯的錯耿耿於懷，並且有否定自己的傾向。

布洛班特的團隊還做了另一項研究，其中一組人是挺直身體在跑步機上健走，另一組則是低頭盯著自己的腳健走，然後對這兩組人進行壓力測試，而且這次還測量了他們的生理狀態。

在正常狀況下，臨時被通知要上台演講，肯定會讓心率加快且血壓升高，而且還會飆汗。然而這項研究卻顯示，當受試者抬頭挺胸健走時，他們的血壓和冒汗情況比起低頭走路者皆顯著下降。而且抬頭挺胸還能讓受試者感覺頭腦比較清楚也比較不累。

不過此一實驗並無法斷言，是抬頭挺胸站立讓血壓降低，還是挺直站立對壓力反應造成衝擊，或兩種情況兼有。不過在完成演講後的恢復期間，挺直身體這組的受試者，爆汗程度也低得多，顯示他們比低頭族更快恢復正常。**不論究竟是什麼機制發揮作用，挺直站立能緩衝壓力**

的這個發現，是我們所有人都可以輕鬆運用的方式。

布洛班特猜測，這其中牽涉到的因素肯定不止一項。儘管她目前還未對此展開正式的研究測試，不過布洛班特指出，彎腰駝背的主要特色，就是目光會不自覺地看著地面（憂鬱症患者也是如此），這顯然會影到響一個人的視野，以及能做出反應的機會。

所以她猜測，彎腰駝背可能會導致你的焦點向內，因為光是環顧四周就需要更多的互動；其次，彎腰駝背可能會造成心、肺及身體管道的坍塌，進而影響到血壓及血氧含量，並對身體的能量產生連鎖效應。

儘管布洛班特尚未對她的研究提出一個明確的機制（她認為，在獲得足夠的研究支持之前，最好不要把話說得太滿），但這裡的重點很清楚：**要是你能挺直站立，並且不要鑽牛角尖，就算遇到困境或挑戰，也會覺得比較能夠應付。**

我們還能用更有條理的方式達到相同的效果。身體挺直與擴張型姿勢，正是瑜伽與太極拳的主要特點，而這兩者正好是哈佛醫學院奧修整合醫學中心負責人彼得·韋恩（Peter Wayne）的專長領域。韋恩曾是演化生物學的研究員，近期轉往整體醫學發展，並身兼太極拳教練。

　　在他的早期職涯中，曾受教於生物學大師艾德華・威爾森（E. O. Wilson），他曾在討論肢體語言演化的課堂上展示一系列圖片，是全球各地的人擺出擴張型的「勝利」姿勢，韋恩表示：「我當場就哭了，因為當時我已經在教太極拳，所以我就開始思考，那可能就是太極拳招式的來源，說不定瑜伽的體式同樣也隱含著某些特質。」

　　在近期對體感認知與動作的分析中，韋恩認為，這些動作確實能提振心情，並帶來一種平靜的專注感。他引述日本禪師鈴木俊隆（Shunryu Suzuki）的一段話：「這些姿勢並非是獲得正確心態的手段，採取這些姿勢本身就是正確的心態。」[12]

　　現在把鏡頭拉回彼得・史崔克的實驗室，史崔克說他的團隊正在做一些重要的試驗，將更能說明為什麼姿勢與我們的心態息息相關，並且提供了工具，讓我們更能應付生活的壓力。

　　在深耕運動皮層多年後，他意外踏入壓力系統這個領域。運動皮層是大腦裡一條很像髮箍的帶狀組織，在適當時機發送訊息通知肌肉動起來。

　　2012 年，胃腸病學家大衛・列文索（David Levinthal）

加入研究團隊，他想運用史崔克的神經追蹤法找出壓力如何影響腸道的健康。當時他們並未把動作納入研究範圍內，列文索只想知道為什麼這麼多腸道毛病都會因為壓力而惡化，所以他打算追蹤將壓力反應帶回大腦的神經來找出答案，看這些神經最終是否會到達向胃部提供最新訊息的腦部區域。

容易焦慮、煩惱的史崔克，對這條研究路線特別有感，他回憶道：「我小時候有次胃痛，爸媽帶我去看醫生，結果醫生說這孩子沒病，他只是有某些精神方面的問題，所以問題出在他的腦袋。」與列文索的合作正好讓史崔克有機會，確認那位醫生說的對不對。他們鎖定壓力系統裡的腎上腺，並追蹤返回大腦的神經路線，結果發現腦袋確實是罪魁禍首。

腎上腺位於腎臟上方，負責分泌腎上腺素，以驅動「打或逃反應」。大多數的打或逃行動發生在腎上腺中心部位的腎上腺髓質（adrenal medulla），髓質是由改良後的神經細胞形成，不只會釋放腎上腺素到血液中，而且還有一條超快速的神經纜線，直通脊髓和大腦。

追蹤神經通路的過程不僅繁瑣而且無法常做，因為要把病毒注射到想要研究的器官（最好選擇只會感染神經元

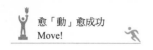
的病毒）並等病毒在返回大腦途中傳播神經系統。稍後，大腦樣本就可以標記該病毒最終落腳何處。

　　經過多年以不同的病毒感染神經元進行測試後，包括小兒麻痺病毒和脣疱疹的數種病毒株，史崔克的團隊發現，最適合這份工作的是狂犬病病毒，因為狂犬病會將人體的神經通路，當做從傷口進入身體與脊髓的快速通道，再從脊髓前往大腦。

　　感染過程需要幾天（有時是幾週），病毒會沿著一連串的神經移動，從一個神經元跳到下一個神經元，跨越個別細胞間的連結。利用只會感染神經元並讓周遭組織毫髮無傷的狂犬病特定病毒株，研究人員得以清楚觀察到某個特定通道最後會通往何處。不過因為狂犬病目前尚無藥可醫，所以這樣的實驗顯然不能拿真人來測試。

　　請恕我直言，上述這些珍貴的發現，是犧牲了數隻猴子的生命換來的。我是個熱愛動物的人，史崔克也是，所以在我停留匹茲堡期間，我們曾數度討論此實驗的道德性。不過總歸一句話，這個問題的答案見仁見智。

　　支持拿猴子做實驗的論點，是因為牠們的大腦與人類十分相近，持反對意見的人也是持相同的論點。史崔克指出，雖然用小白鼠做實驗的爭議會比較小，但因為齧齒類

動物缺少人類大腦皮質區裡的一些特定區塊，所以實驗結果根本沒有參考價值。

　　就像眾所周知的古老故事，一個喝醉的男人在路燈下找他搞丟的鑰匙，有個好心的路人停下來幫忙，就問他鑰匙掉在哪裡？他回答：「在那邊的公園裡。」路人問：「那你為什麼在這裡找？」醉漢回答說：「因為這裡有路燈，我才看得見。」

　　史崔克表示：「我們是可以用小白鼠做實驗，但做出來的結果根本派不上用場。雖然是個選項，但就跟在路燈下找鑰匙一樣（白費工夫）。如果你想了解這些系統，就只能拿靈長類進行負責任的實驗。」

　　說到底，這是個權衡利弊得失後做出來的價值判斷。史崔克沉痛地指出，幸好猴子並未出現任何狂犬病的症狀。雖然病毒通過神經系統，但數週後仍未見其蹤影。他還指出，人類對神經疾病幾乎束手無策，部分原因出在我們尚未完全搞清楚神經系統是如何連線的，他說：「我能理解有些人認為我們不該做這些實驗，但我認為改善人類的狀況至關重要。」

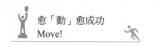
鍛鍊核心有助舒壓

由於多數人常處於輕度焦慮的狀態,所以大家往往低估了壓力對身體的影響。長期壓力會提高罹患心臟病、癌症、失智症及憂鬱症等重大疾病的風險。至於過勞、成癮與犯罪所產生的社會和經濟成本,或多或少都跟我們無力招架生活中的壓力有關。**只要找出控制長期壓力的生理通道,就能做出對症下藥的壓力管理,且效果也更顯著。**

因此,腎上腺髓質與大腦的運動相關區域有連結的發現,不但令人驚訝且十分重要。因為這項發現提供了一條控制壓力的替代路線,讓你不必改變你的思考方式,也不必試著改掉根深蒂固的情緒反應。它還顯示,別只在口頭上說運動是一種附加的治療形式,而是應該開始把運動視為良好心理健康的關鍵要素之一,因為**運動其實與修心為主的干預手段,例如,正念冥想及認知行為療法,一樣重要。**

至於我們該做什麼樣的運動?當史崔克觀察猴腦的運動皮質區後發現,通往腎上腺髓質的連結,絕大多數都在大腦的趨動核心處。史崔克指出:「運動肯定能產生某些作用,這點是無庸置疑的,而且能活化你的核心對腎上腺

髓質的衝擊，多過其他地方。」

不過核心並非控制迴路的開端與終點。當我們遇到麻煩時，除了離開現場，顯然還有其他方法可以冷靜下來。通往腎上腺髓質的連結，有顯著比例來自大腦的認知（思考）區域，特別是能幫助我們釐清互相矛盾的資訊。

在我們思考如何擺脫困境或焦慮時，這些區域很可能都發揮了作用。同理，當我們進行正念冥想時，前額葉皮質負責處理情緒的區域會被活化，而且也會連結到腎上腺髓質，這或許可以解釋為什麼正念冥想能在當下減輕壓力。

有趣的是，大腦負責處理來自背部感官訊息的區域，也會跟壓力系統對話，這也可以解釋為什麼輕拍或撫摸哭泣嬰兒的背部，能使他們安靜下來並讓他們入睡，以及為什麼背部按摩能讓人感覺非常放鬆。

一些通往腎上腺的連結，也出現在負責控制臉部與眼睛肌肉的運動皮質區，這些連結會被一個真誠的微笑活化。有項實驗讓受試者進行一項會令人生氣的挑戰（聽起來很簡單，但實際嘗試後才發現很難的任務）並設法讓受試者收縮前述肌肉。

受試者必須以非慣用手在紙上描星星圖案的邊，計時兩分鐘，測試能畫多少個，獲勝者的獎賞是巧克力。但問

題是那張紙被藏在一個盒子中，受試者只能從一面鏡子上看到自己的手部動作。更令人生氣的是，他們會告訴受試者，大多數挑戰者在兩分鐘之內畫了 8 個星星，且錯誤處低於 25 個。

但這並非事實，真正的平均數只有 2 個，而且錯誤處多於 25 個。該研究發現，雖然這個任務真的很令人火大，但是與僅露齒微笑的人相比，從頭到尾都開懷大笑的人，他們的心情較不受影響，情緒也較快平復下來（測量他們的心率得知）。[13]

此一結果顯示，**處理心理壓力和情緒壓力，不一定要靠思考或討論你遇到的問題，或是抽出時間讓自己放鬆，還能靠活化核心肌群的正確運動方式解決**。要是做些能令你開懷大笑的事就更棒了，開懷大笑能一舉擊中控制壓力的兩大支柱，近期的一項研究發現，「捧腹大笑」鍛鍊核心的成效比仰臥起坐更好。[14]

另外，也可以練習大笑瑜伽（laughter yoga），透過呼吸運動及其他動作，鍛鍊到的肌群跟捧腹大笑是一樣的。雖然這聽起來有點蠢，但是針對此事所做的少數研究顯示，它真的很有效。

就連假裝大笑，也跟真的瘋狂大笑一樣，都會改變

你的生理狀態，並在過程中讓你感到更快樂。[15] 研究還顯示，大笑瑜伽有助降低焦慮和壓力，說不定能成為一個很有用的補充療法。[16]

核心肌群也會發送通知

至於活化核心來對抗逆境的重要機制，有可能相當於向腎上腺髓質發出一個提示，告知身體該行動，所以必須進行一些例行的處理。

這就是人類會有大腦的原因，讓我們能以正確的方式運動我們的身體，以採取適當的行動。例如，當我們遇到生死交關的緊急狀況時，會激發出足夠的腎上腺素，讓我們能使出全力逃跑或奮力一搏，如果情況沒那麼危急，就傳送一個較低度的訊號啟動肌肉，告知身體正常活動。

身體的任何一種動作，皆涉及來自交感神經系統的輸入，因為交感神經系統負責調節血管的寬度進而調節血流量、心率，以及讓我們能動起來的所有幕後工作。連結是雙向的，也就是說反應的強度會隨身體的需求，以及身體為了生存而必須採取的行動，不斷被調節。

　　任何動作的重要基礎是穩定軀幹，原因很簡單，因為軀幹提供了四肢運動的基礎。史崔克指出：「當你站著並想要伸出手時，就必須收縮你的姿勢肌（postural muscles）*，否則你會站不穩。」為了讓大家能在腦海中想像此畫面，他特別補充說明，幾乎每一個動作都牽涉到收縮骨盆底的肌肉（也是核心肌群的一部分），因為「你總不希望你的腸子從肛門跑出來吧。」

　　史崔克所做的神經追蹤，唯一的礙障是無法得知傳送至腎上腺的訊號是「加速」、「放鬆」或是兩者都有。不過史崔克指出，拜現有的心理學研究之賜，我們已經知道姿勢會影響我們的感受。史崔克表示：「我們已經獲得很多線索，能從動作大致推測出是哪種感受。當你看到鬱鬱寡歡的人，他的姿勢通常好不到哪裡去；抬頭挺胸的姿勢則會帶來正面的影響。」

　　我拿出記者窮追不捨的精神繼續問他，這會不會是一個「冷靜下來」的訊號，或是「關掉加速」的訊號。他的回答是：「我們的想法不謀而合，這樣想沒有錯，不過我只能說，這個區域對腎上腺髓質的影響更大，而且我們有

---

* 維持身體直立功能的肌肉。

很多證據顯示，核心確實有能減輕壓力的特性，我認為這已經夠好了。」至少現階段是如此。

雖然很多人都忽略了，身體動一動能減少久坐一天所產生的壓力，不過好消息是，既然核心肌群會參與每個動作，那就意謂著，不論你選擇怎麼動，核心肌群應該都能幫你減壓。所以當你感覺壓力特別大的時候，不妨做一些瘋狂鍛鍊核心肌群的運動，說不定能幫忙發送一個訊息去支援那些線路，說明身體已經脫離危險，所以整個壓力串級（stress cascade）可以解除戒備了。而且讓核心肌群維持在良好的狀態應該有助延緩中年以後平衡感變差的情況。

坐正並保持微笑，打造身心健康系統

微調日常習慣可帶來進一步的好處。久坐儼然成了另類的不良習慣，但如果坐的時候能夠用到核心，例如挺直上半身、或跪或跨坐在一只健身球上，可能都比你懶洋洋地「窩」在沙發上打筆電要好得太多了。

再來就是走路了，走路的時候要抬頭挺胸，並且面帶微笑，雖然在倫敦或紐約這樣做會招來路人異樣的眼光，

但卻能讓你輕鬆自在地生活在充滿壓力的都市裡，因壓力而生病的人也能獲得更多助益。史崔克的腸胃科同事大衛‧列文索告訴我，過去被視為身心因素造成的腸道疾病，其實是身心相互作用的功能障礙，鍛鍊核心肌群可能會有幫助。

關於這方面有個有趣的發現，那就是健康人士的腸道在移動食物和氣體時，核心肌群會自動收縮，以抵消腹部裡的壓力變化。列文索指出，腸躁症患者的這個反射動作就無法適當運作，難怪腸躁症會這麼常脹氣。

讓腸躁症患者練習瑜伽的臨床試驗已顯示不錯的成果，腸道症狀和焦慮兩者皆獲得緩解，證實**核心運動有可能同時解決壓力與腸胃方面的毛病**，或許有一部分可以歸功於鍛鍊出更強壯的核心。鍛鍊核心肌群除了可以激活身心間的神經通路來幫忙減壓，還能避免成為大腹便便的「小腹婆」。[17]

列文索表示：「從臨床試驗的結果來看，我認為瑜伽、太極拳及皮拉提斯，都是能減壓的干預方法，我相信有愈來愈多人開始重視鍛鍊核心肌群的運動。」

綜合以上各種情況，不論是跳舞、走路，還是學習後空翻或是情緒控制，似乎都跟核心脫不了關係。其中負責

連結脊椎與大腿骨頂端的腰大肌更是不斷出現，它就連結在橫隔膜上，當我們走路或跑步時，就是由腰大肌負責把大腿向上向前拉抬。

由於腰大肌的位置，所以瑜伽、皮拉提斯，以及結合瑜伽及舞蹈的「禪柔身心技法」（gyrotonics），其動作都會因為腰大肌的放鬆而加深。而且腰大肌與「打或逃反應」息息相關，理論認為坐太多會令腰大肌變短，難怪我們每個人的壓力都很大，因為我們持續處於準備打或逃狀態。

截至目前為止，此觀點主要是基於大量的推測，研究能提供的佐證並不多。不過從史崔克發現壓力反應與核心之間的關聯看來，這樣的想法確實相當耐人尋味。動得愈多，就能伸展腰大肌並給它上油，**而強化腰大肌及其他的核心肌群，就能打造一個較健康、較能適應的壓力反應。**

我們現在需要研究的是，相較於其他的干預手段，強化核心是否可以當成控制壓力的一種特定形式。截至目前為止，有一些研究已顯示，練習皮拉提斯能改善心理健康，[18] 不過核心穩定並不能獨攬所有的功勞，其他相關因素還包括呼吸、獨處的時間，以及導師所帶來的安心感。

雖然我們還在等待那最後一片拼圖，但是在我心裡，

已經有了足夠的證據顯示，花工夫努力鍛鍊這些重要的肌群絕對是值得的。這麼做至少能改善姿勢，而我們都知道，只要姿勢一改善，情緒和認知力幾乎立即跟著變好，況且核心肌群能為任何大小動作提供支撐，鍛鍊核心自然百利而無一害。不論你是透過瑜伽、跳舞、走路，或是在健身房運動來鍛鍊核心，現在就是最佳時機。

鍛鍊核心，增強你的抗壓性

- **鍛鍊核心**：跑步、皮拉提斯、瑜伽、游泳，不論你怎麼動都可以，只要是能活化核心肌群的動作，就會透過大腦傳送訊息給腎上腺來幫忙調節壓力。雖然我們現在還不清楚確切的緣由，但是鍛鍊核心似乎會告訴身體冷靜下來。

- **每日一大笑**：發自丹田的開懷大笑，比仰臥起坐更能有效鍛鍊核心肌群，而核心肌群能消除壓力的特性會延伸至大腦的通路，因此當你開懷大笑時，能獲得第二波的舒壓。

- **坐有坐相，站有站相**：當你彎腰駝背無精打采時，較難保持正向思考，但是當你挺直坐著或站著，就會帶來較多的正面想法。所以趕快抬頭挺胸，兩眼直視前方，這個姿勢會為你帶來很多好處。

第 6 章

伸展身體，降低發炎機率

「剛柔並濟才不會應聲折斷」

──佚名

伸展是身體重新啟動的按鈕

哈佛大學（Harvard University）某個實驗室裡，有隻小白鼠正在做下犬式[*]，牠的眼睛微張，彷彿跟我一樣享受地看著世界。

盡情伸展肯定是人生最大的樂趣之一，而且也是用動作改變心情最快的方法，尤其是窩在椅子上一連數小時之後，伸個懶腰可以快速消除疲勞。

大家已經愈來愈清楚伸展的好處多多，不光是放鬆緊繃的肌肉而已，事實上，哈佛大學研究快樂的小白鼠後發現，**伸展可以當成身體的重新啟動按鈕，能對身心產生深遠的影響，甚至還會影響與身體健康和心理福祉有關的生物學現象。**

嚴格地說，久坐不動後的伸展，跟一般瑜伽課裡教的伸展動作是有些不同的。久坐後，高舉雙臂比出英文字母Y的伸展，然後肩胛骨拚命向後拉，打個大大的哈欠，感覺下巴好像發出咔嚓一聲的動作叫做本能的伸體哈欠（pandiculation），它並不完全由意識控制。

---

[*] 頭朝下、腰部往上抬起的瑜珈體式，因像狗狗伸展的姿勢而得名。

所有的哺乳類動物及某些鳥類都會做這個動作，所以被視為是演化而來的一種反射動作，作用在喚醒休息後的肌肉──活化通往大腦的感官神經，提醒大腦肌肉已經準備好隨時可以動了。

人類很早就會做這個快樂的動作，但是把伸展變成運動前後都「必須」做的動作後，就變得沒那麼有趣了。但我們是否真的「必須」伸展，其實並沒有肯定的答案──對於伸展是否能降低我們在運動中受傷的機率，以及伸展是幫助還是阻礙我們的表現，科學家的看法並不一致。

不過更耐人尋味的是，新的研究證據顯示，就身心互動的觀點而言，**伸展會從細胞層面改變身體組織的物理及化學物質，此舉會透過免疫系統對全身產生漣漪效應，因此伸展對於身心的健康，以及身心之間的連結至關重要。**

我們都知道，伸展能讓肌肉從久坐導致的局部收縮狀態中釋放，而久坐導致的肌肉緊繃，居然會連帶影響到頸部、肩膀及臀部，部分要歸咎於集中注意力會讓這些地方的肌肉用力，才能讓頭部維持不動。

當我們坐在椅子上時，骨盆多半會往前傾，令下背部緊張，縮短下半身前側的肌肉，包括髖部屈肌及腰大肌。所以坐一陣子記得要起身伸展一下，就能舒緩這些肌肉的

緊繃，要是我們伸展的頻率夠頻繁，就不至於因為久坐而全身僵硬。

免疫系統的連結來自另一個截然不同的組織──筋膜。筋膜基本上是一種將體內所有物質連結起來的結締組織。你曾否好奇過，為什麼我們的器官會好好地待在身體裡的正確位置，而不會互相撞來撞去，答案就是筋膜。

筋膜遍布全身，筋膜鞘會把器官分隔開來，包圍每一條肌纖維與動脈，並且像一層薄薄的保鮮膜從外包住肌肉以便隔開，且當我們在動的時候，讓肌肉能滑過彼此。

曾在哈佛大學對小白鼠做過瑜伽實驗、目前在美國國家衛生研究院（National Institutes of Health,NIH）研究筋膜的伊蓮娜・朗吉凡（Helene Langevin）表示，即便移除體內所有的器官、骨骼及神經細胞，只要沒動到筋膜，身體的形狀幾乎不會改變。

從技術面來說，結締組織是籠統的名詞，包括骨骼、血液、脂肪、軟骨、肌腱及皮膚。上述這些組織的基本結構大同小異，都是細胞、纖維與基質 *。不同類型的結締組織，差別在於組成成分的相對含量，以及基質中摻雜了什

---

* 無定形的膠體狀物質。

麼，例如骨骼及牙齒中含有鈣，所以才會那麼堅硬。

筋膜則是由膠原蛋白與彈性纖維交織而成的柔韌薄膜。筋膜有許多種，包括位在皮下由多層保鮮膜似的薄膜組成的筋膜，也有纖維較多較厚的筋膜，負責包覆肌肉與分隔各體腔。

儘管筋膜遍布全身，但是關於筋膜的研究遠不及身體裡的其他組織。最初，解剖學家就把筋膜刮下來直接扔進垃圾桶裡，這樣他們才能看清楚筋膜下方的器官。倒不是他們沒注意到筋膜的存在，而是若想看清個別器官，黏答答的筋膜「很礙眼」。

而且說實話，他們不懂為什麼要花那麼多時間弄清楚人體版的保鮮膜。反正這種疏鬆的結締組織存在目的，就是連結身體的不同部位，並把它們整齊地包在袋子裡，如此而已。

相反地，另類治療師卻早就開始深入研究筋膜了，例如美國生物化學家愛達・羅爾夫（Ida Rolf）早在 1940 年代即發明了一種深層組織推拿正骨手法，並稱之為「結構整合法」（Structural Integration），其他人則稱之為「羅爾夫治療法」（Rolfing）。

羅爾夫把筋膜視為調校身體的「能量場」（虛擬存在

的），用來對抗地球重力場（真實存在的）的重要成分。手療師（chiropractors）與整骨師（osteopaths）也相信，透過按摩與推拿正骨能鬆弛筋膜，讓身體的動作更流暢，並且能治癒各種疾病。

近幾年「筋膜」已經成為另類醫學中最夯的熱門詞。人體工療師（bodyworkers）、瑜伽老師與身心靈大師也都齊聲鼓吹此道，把已經獲得實證跟無法證實的功效天衣無縫地交織在一起，搞得大家都不知道該相信什麼了。

過去十多年來，科學家也開始對筋膜感興趣了。以我身為一名專業懷疑者的立場，而且一向對明辨真偽不遺餘力，我心裡難免有些疙瘩，因為這個領域裡的很多科學家，都在兼職做羅爾夫治療師、手療師、瑜伽老師或針灸師，或至少對另類醫學的功效抱持開放的態度，所以我很難相信他們會以客觀的立場進行研究。

因此，我有點遲疑是否真的要訪問伊蓮娜・朗吉凡。不久前她發表了一篇研究報告，是針對人體主要經絡（人體中看不見的神祕氣血通路）上的穴位進行針灸的研究報告，該篇報告在科學圈中引起了一些注意。[1]

另一方面，她是一位非常資深的科學家，曾擔任哈佛大學的教授，現任美國國衛院某中心的主任。我不希望自

己在未經深究的情況下便貿然質疑她的研究，但我還是很想問她：「妳真的相信有看不見的能量通路運行全身嗎？」

她就事論事地告訴我：「這些都是假說而非事實，清楚區分兩者是非常重要的。尊重傳統固然重要，但也必須認清這些並非科學名詞。」

朗吉凡從 1980 年代中期開始對針灸產生興趣，當時自行開業行醫的她，僅能為上門求診的慢性疼痛病患提供有限的治療，令她感到很沮喪。於是她決定研究針灸，這樣至少在回答病患的詢問時，對此有一定程度的知識。在某堂實際動手操作的針灸課中，某些事引起了她的興趣，最終帶領她開始研究伸展科學。

她告訴我：「當時我正在學習如何施針，我的老師教我要用手指捻轉針。」當她把針刺進皮膚時，能感覺到輕微的拉扯感，彷彿針頭抓住了皮膚下的什麼東西，被針扎的人則會感覺下針處的方圓幾公分內有陣鈍痛，這種現象在針灸圈稱為「得氣」*。

---

* 指針灸有產生治療作用。醫師手下會感覺到針下有緊、澀、顫動等反應，同時病患可能會有痠、麻、脹等感受。

　　十多年後朗吉凡從行醫轉往研究，最後終於有機會研究，當針刺穿皮膚並且得氣時，細胞層面究竟發生了什麼事。把小白鼠的組織樣本放到顯微鏡下觀察時，情況就一清二楚了。

　　當針刺入皮下的筋膜層時，針會挑起膠原蛋白纖維束，那就是針感受到的拉扯力，然後當針被捻轉時，這些纖維會跟著針旋轉（就像用叉子捲起義大利麵），並把周圍的組織拉緊些，過程中進行了局部的拉伸。

　　然而真正有意思的地方在於，膠原蛋白（類似義大利麵下方的醬汁）發生了什麼事？雖然某些疏鬆筋膜的方式，會擁有更細密的膠原蛋白網，不過它們全都「坐」在一層黏稠的黏液中，讓不同層的筋膜滑過彼此，分泌黏液的纖維母細胞，還負責製造與維護纖維。朗吉凡的團隊發現，**當膠原蛋白纖維跟著針旋轉時，纖維母細胞也會搭上順風車，並在過程中改變形狀。**

　　朗吉凡告訴我，細胞是自己主動拉平而非被動。雖然這種說法聽起來很怪，但細胞是可以靠自己的力量移動，通常是對加諸在細胞身上的機械力（例如身體在動）做出反應，而且有時候是針對細胞內部及周遭正在發生的情況而產生的結果。

　　從細胞層面來說，細胞運動是透過細胞骨架[*]系統完成的。細胞骨架是一種透過擴張與收縮來運送細胞周圍分子的道路網絡，並賦予細胞形狀與結構。當細胞骨架擴張及收縮時，能改變細胞的形狀和大小，進而觸發細胞內外各種信號分子[†]的釋放。新興的機械生物學[‡]領域正開始研究這些效應，以及這些微小的調節是否會造成生物學上的重要改變，進而激發細胞與遠親近鄰間進行化學對話的可能性。[2]

　　朗吉凡發現在針灸期間，纖維母細胞的細胞骨架會重新排列自己，把細胞拉得更扁平，變成平時的數倍長。[3]過程中，細胞會將信號分子三磷酸腺核苷（ATP）[§]釋放到基質中。

　　曾經念過生物學的人應該都還記得 ATP，它原本是細胞內能量釋放的「能量貨幣」，但當 ATP 到了細胞外，便多了管理組織發炎程度的功能。[4]ATP 似乎還有一項兼職工作，就是讓結締組織變得比較柔韌不僵硬。

---

[*]　指細胞內，蛋白質纖維構成的網狀構造。
[†]　生物體內的化合物質，刺激細胞傳遞訊息。
[‡]　指對細胞外形施加推拉的力量，就能改變其特性。
[§]　細胞暫時儲存與提取能量的分子，也被稱為細胞的「能量貨幣」。

朗吉凡告訴我：「我們觀察到，當細胞正在釋放ATP的時候，結締組織真的在放鬆。」總之，把構成筋膜的纖維拉開，來喚醒免疫系統並使結締組織變得更柔軟、更有彈性，說不定真的能改變組織本身的基本性質。

不過此刻我必須指出，以上所述並不足以證明針灸可當作任何一種慢性病的治療方法。唯一能確定的是，捻轉針頭確實伸展了穴道周圍的組織，而這反過來又會改變它的結構。

朗吉凡想知道，如果針灸真的只是一種非常局部的伸展，你真的有必要為了伸展而把針插進組織中嗎？你難道不能光是伸展就好了嗎？於是她嘗試伸展小白鼠的組織片，得到的答案是「可以」。

換言之，如果你用其他任何方式伸展，都能在細胞層面發生一樣的功效。所以她把針灸放到一邊，並轉往更廣泛且較少爭議的領域 —— 伸展如何影響結締組織的生物學反應。

關閉發炎的開關

此刻我們想要問的是，要是伸展改變了筋膜義大利麵的結構或是醬汁的味道，那該怎麼辦？細胞層面的潛在改變，跟我們的心理狀態有何關係？答案要回到組織伸展時產生的化學變化，以及它會告訴大腦與身體其他部分什麼訊息，結果這一切要歸結到「發炎」。

過去二十多年來，大家已經逐漸弄清楚，發炎是終極的心身現象。發炎是身體對抗疾病或受傷的免疫反應，所以扭傷的腳踝會紅腫、感冒時會鼻塞。雖然會產生什麼樣的反應，端視感染或受傷的性質而定，但發炎的基本運作方式是讓受傷的區域湧入大量白血球細胞，以便吞蝕所有入侵的病原體，並修復受傷的組織。當威脅遠離後，其他免疫細胞就會釋放其他物質並關閉發炎反應，讓組織回復正常。

不過除了對真正的緊急狀況做出反應，發炎也會因為感知到威脅而加劇，也就是俗稱的壓力。從演化的角度來看，這就是壓力之所以存在的原因——向身體示警，提醒身體有問題了，最好能為戰鬥預做準備。免疫系統對於迫在眉睫的威脅更加不敢掉以輕心，會加強活動以便隨時處

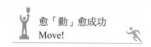

理戰鬥造成的損傷。

由於壓力反應有諸多面向，過去對老祖宗管用的那一套，現在可能未必有幫助，但我們的身體還不清楚此事，於是一些日常或重複出現的壓力，會令我們的身體陷入慢性低度發炎狀態，有可能是因為「解除警報」的訊息沒發送出來，或是緊接而來的另一個原因又觸動了警報。

慢性發炎有可能危及身體健康，必須多加注意，舉凡心臟病、癌症、失智症、慢性疼痛，以及任何可能危及生命的重大疾病，都跟慢性發炎有關。 有愈來愈多證據顯示，慢性發炎就是壓力與心理疾病之間的關聯。[5] 每個人或多或少都曾領教過心理層面的發炎，通常是在對抗感冒或流感時遇到，像是渾身不舒服，整個人頭昏腦脹，只想躲進被子裡昏睡，這些都是所謂的「疾病行為」（sickness behaviours）*。

從演化的觀點來看，這些行為會促使受傷的動物休息與獨處，直到傷口癒合，或是感染自行痊癒，這些全是眾所周知的發炎副作用，而它令人不適的程度，跟憂鬱症幾

---

* 指生病、感染過程中，身體產生的適應變化。例如嗜睡、情緒低落、食欲不振等。

乎不相上下。

要是這情況幾天後就消失，倒也沒多大問題，但麻煩的是，在現代生活中，這情況通常沒那麼容易解決。長期的壓力，例如全職照顧者，或是每天通勤去上討厭的班，**這種日復一日重複發生的壓力，會讓身體處於一種持續低度發炎的狀態。事實上，現代生活充滿了會引起發炎的特性，例如孤獨與社會排斥，都會提高血中發炎標記的濃度，久坐不動的生活型態也會這樣。**[6]

肥胖症則會令事態雪上加霜，原因之一在於發炎的細胞激素（引起發炎反應並使發炎持續的化學物質）就儲存在體脂肪裡，所以**體內的脂肪愈多，發炎反應就可能愈大愈快而且持續愈久。更糟的是，發炎還會隨著年齡加劇，所以與年齡有關的疾病，例如心臟病、失智症與癌症，全都跟發炎有關，而且發炎還會加速老化。**[7]

有鑑於壓力、肥胖症與老化是現代生活的主要特性，像伸展這麼簡單又令人愉快的事，竟然能幫忙減輕發炎，真的是太棒了！

目前已有證據證實，伸展真的能幫得上忙，有些研究已發現，定期練習瑜伽或是太極拳的人，血中的發炎標記含量較低。不過其中還包含了運動、呼吸與一般放鬆的共

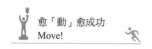
同作用，其實很難單獨估算出伸展的成效是多少。[8]朗吉凡的團隊試圖更密切地觀察動物與人類受試者，希望能找出伸展對發炎的影響。

截至目前止的研究結果頗耐人尋味，朗吉凡與團隊在2017年發表的一份研究報告中指出，她們在小白鼠的背部肌肉注入鹿角菜膠（carrageenan）──加工食品中常見的一種添加物，是從可食用紅藻中提取的醣類，注射到皮下後可引起局部發炎反應。[9]

注射四十八小時後，研究人員會拉住半數小白鼠的尾巴，並讓它們抓住一根小桿子，誘騙小白鼠做出下犬式。當這些小白鼠拚命抓住小桿子時，牠們的背部獲得伸展，結果看起來既放鬆又快樂，但另一半的小白鼠卻沒有伸展的機會。

之後比較兩組小白鼠的情況顯示，有機會伸展的小白鼠，發炎的區域顯著變小，而且組織裡的白血球細胞（免疫活動的徵象）少很多，更重要的是，實驗結果顯示伸展筋膜能啟動連鎖反應，主動關閉發炎反應，讓身體組織回到正常狀態。

停止發炎很重要，因為發炎的主要問題不在於開關持續被打開，而是不會被關掉。過去科學家以為發炎會在細

胞的清理過程中逐漸消失，但現在了解，事實上，身體必須透過主動的過程，也就是發送一個化學訊號才能徹底關閉開關。

哈佛大學醫學院的免疫學家查爾斯・瑟漢（Charles Serhan）曾在 21 世紀初期，發現了三個分子家族——止炎素（resolvins）、巨噬素（maresins）以及保護素（protectins）。這三種分子都是身體將飲食中攝取到的 Omega-3 脂肪酸製造出來的，且能關閉發炎反應。[10]

他與朗吉凡的團隊合作，共同發現了做瑜伽動作的小白鼠，身體組織裡的止炎素濃度高於沒做伸展的小白鼠。伸展受傷的部位，似乎會告訴身體組織，最糟的狀況已經過去了。

至於伸展對整體健康的效應有多顯著，仍有待觀察。哈佛團隊已經對自願者展開人體研究，測量伸展對發炎標記及白血球的含量有何影響，研究結果相當耐人尋味，光是伸展身體的某個部位，居然能讓整個系統都受益——如果止炎素進入身體，它們可能會清除與僵硬組織無關的發炎，但仍會清除感染、慢性病或老化所造成的發炎。如果情況真是這樣，**定期伸展說不定就能充當重設身體按鈕，讓不順利的日子停止，不會變成失控的壓力反應，進而導**

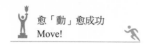

致慢性疾病。

大家最想知道的答案是，伸展動作需要持續多長時間，才能讓細胞發生變化。對小白鼠進行的實驗中，研究人員讓每個伸展動作都持續十分鐘，不過也有可能不需要持續那麼長的時間（但願如此）。

研究人員也還不確定，靠身體自身的力量做出某個體式的主動伸展，效果是否比被動伸展更好，也就是在能承受的範圍內，藉助外力增加額外的力量。目前針對動物所做的研究暗示，主動伸展對於降低發炎的效果更好，但仍有待進一步的證實，相信答案應當會在未來幾年內出現。

疏通筋膜，為身體大掃除

除了細胞層面的變化，伸展還有另一項重大好處，能幫忙快速清潔筋膜裡的體液，讓身體定期大掃除。

紐約大學的病理學家尼爾・席思（Neil Theise）帶領的研究團隊，在 2018 年首度有機會用一種能附加在小型醫用探頭（用來取組織做活體組織檢查）上的新型顯微鏡，就地觀察人類筋膜的樣本。

研究人員運用此一新科技看到，當該組織從身體上取下來時，看來就像是一張緻密的膠原纖維網，但是被壓扁放到顯微鏡的載玻片上觀察時，它的原本狀態其實比較像是吸飽水分的海綿。席思的研究顯示，當海綿被擠壓時，組織液會流至淋巴系統，由淋巴管負責回收組織液並通過淋巴結，好讓免疫系統檢查它是否有任何毛病。

席思的研究團隊在觀察了取自腸、肺、筋膜與脂肪層的結締組織樣本後提出結論，這個像海綿的結構是疏鬆結締組織的一般特性，而且它含有的組織液多的驚人。過去科學家一直認為，圍繞在個別細胞的流體基質，會流入淋巴系統，並在此淨化與回收利用，但現在科學家意外發現，**其實結締組織也是此淨化與回收利用過程的一部分**。

這麼一來，遍及全身的體液網絡便可能讓各種類型的體組織與免疫系統互相交談，研究團隊在報告中形容此現象為「組織間隙液（interstitial fluid）透過伸縮自如的鼻竇流遍全身」。[11]

席思估計這些體液的容量「約占全身的 20%，達 10 公升」，[12] 它不只是淋巴的主要來源，同時也是體液的主要成分之一，其他還包括血漿液、細胞內液和腦脊液。

這就難怪有著黏液狀基質的疏鬆筋膜，多半會出現在

身體裡動個不停的系統，例如，腸道就是利用一波波肌肉收縮，將食物從身體的一端慢慢擠壓到另一端，可想而知，也會擠壓到周圍的結締組織。同樣地，肺、膀胱及心臟，日以繼夜地舒張與收縮，彎曲和收縮它們內部與周圍的組織，並擠壓其中的體液。

雖然上述這些器官周圍液體層的流動是固定的，但是圍繞在身體其他器官、肌肉與整個體腔的筋膜，只有在我們自主運動時才會跟著動，席思指出：「體液的流動顯然具有重要的生理作用，而且這些流動是透過身體動作提供給肌肉骨骼的筋膜。」這顯示，要使體液自由流動，並讓身體在免疫威脅升高時加以處理，久坐不動並非上策。

此事讓我想起，過去上瑜伽課時，曾有人不厭其煩地叮嚀我，把肌肉裡的毒素「擰出去」。過去我一直對這句話嗤之以鼻，但如果你必須運動身體才能讓體液流入身體天生的排毒系統，那麼把筋膜當成海綿一樣「擰乾」，聽起來就沒那麼牽強了。

要驗證此話的真偽，必須有研究證明伸展與各種形式的動，能使流經筋膜並進入淋巴的體液流量增加。但是據我所知，目前還沒人做過這方面的研究（至少沒對健康人士做過）。不過倒是有一些針對癌症病患所做的研究顯

示，當一部分的淋巴系統在治療期間受傷或切除後，患者若能動一動（包括伸展），就能減少四肢的體液堆積。[13] **所以伸展與壓迫圍繞在肌肉和器官周圍的筋膜，的確有可能幫助身體應付各種問題，而不會讓身體惡化下去。**

這其實跟另一個瑜伽民間傳說不謀而合——瑜伽體式能淨化你的器官。我在 2019 年夏天有機會請教一位瑜伽上師，這個模糊但耐人尋味的說法究竟是什麼意思。

夏勒斯・喬艾斯（Sharath Jois）是阿斯坦加瑜伽（Ashtanga yoga）[*]宗師帕達比・喬艾斯（K. Pattabhi Jois）[†]的嫡派傳人。年近半百的夏勒斯・喬艾斯，身材瘦長但強壯，而且非常低調，多數路人走過他的身邊都不會多看一眼。

但是在阿斯坦瑜伽修習者眼中，他可是跟神明、皇室與好萊塢巨星同等級的大人物。許多虔誠的修習者會在掛有他人像的祭壇前練習瑜伽。當我告訴一位在當瑜伽老師的朋友說，我已安排好在他訪問倫敦期間採訪他，她立刻問我是否打算親吻他的腳（並沒有）。

---

* 又稱「八肢瑜伽」，是一種結合呼吸與動作的動態冥想練習。
† 夏勒斯的祖父，已於 2009 年過世。

我們坐在倫敦一間小平房的餐桌前閒聊，這裡是他待在倫敦時的基地。當我們聊到瑜伽對身心的影響時，我突然想起，他一次都沒提到「伸展」二字。西方人常把瑜伽當成伸展緊繃肌肉的一種方法，而且還能改善身體靈活度與強健身體，但是喬艾斯居然隻字未提此事。

當我問他，做瑜伽體式的目的是不是要伸展我們的身體，讓我們不會彎腰駝背，並且更像個人樣，他居然大笑以對。他說：「那不是重點！雖然確實會讓你身形變好，……但其實是運動你體內的器官，讓器官能夠好好運作……當器官無法正常運作，健康就會出問題。」

他的說法與科學家似乎不謀而合，如果他說的沒錯，那麼練瑜伽的目的，並不是要讓你的筋骨柔軟到能把鼻子貼近膝蓋，柔韌度只是為了達到目的的手段。雖然過去我認為按摩內臟的說法聽起來很可笑（如果它們需要被按摩，那為何會被安排在體腔的深處？）但有可能是運動讓器官周圍筋膜裡的體液正常流動，並讓體液更順暢地流動，而那是弓著背埋首書桌前辦不到的。

幸好不需要做到把腳放到後腦勺，就能獲得伸展的益處，朗吉凡表示：「我要特別強調，伸展必須溫和。我們施加在小白鼠體組織的重量極小，是用公克來計算。我認

為少些比較好，所以我總是讓牠做小小的伸展。你要尊重體組織，千萬別猛拉，要輕輕地、慢慢地伸展。」

喬艾斯認為，為了測試你的靈活度而使身體受傷，這樣的鍛鍊目標並不合理。喬艾斯指出：「頭骨很硬，但那並不表示你該拿頭去撞石頭！這點常識總該有吧。」

過度拉扯身體，反而會導致慢性疼痛

總之，不小心的話是會伸展過頭的，結果反倒對你的身心造成問題。有大約 20％的人患有關節過動症候群（hypermobile），他們的關節活動度超出正常範圍，也就是俗稱的「雙關節」（關節能前後彎曲）。[14] 這種症狀是身體的結締組織中，延展性過高的膠原蛋白所造成的。

雖然能將關節伸展到極致，對芭蕾舞者、體操選手及音樂家來說是有用的，**但是過多的彈性有可能導致慢性疼痛、關節脫位，甚至是腸漏症等消化性疾病。更令人驚訝的是，一些心理疾病的症狀似乎也跟過度伸展有關。**

最早觀察到關節過動症會影響心情的，是西班牙風溼病學家浩美・羅德斯 - 蓋洛勒（Jaume Rotés-Querol），

他在 1957 年發現，患有關節過動症的人神經異常緊繃。
但是他的發現並未受到重視，直到 1988 年巴塞隆納的德
馬爾醫院（Hospital del Mar）研究人員也注意到，關節過
動症患者似乎有焦慮的傾向，於是他們決定更深入研究兩
者之間的關聯。

從那時起，才逐漸確認兩者之間有極大的關聯。有項
研究發現 70％的關節過動症患者有某種焦慮症，但健康
受試者的比例卻只有 22％。另外一項研究估計，患有關
節過動症的人，罹患焦慮症與恐慌症的風險是一般人的
16 倍。[15] 而且關節過動症也與進食障礙、慢性疼痛、倦
怠，以及注意力不足過動症（ADHD）和自閉症等神經發
育障礙有關。

之所以會發生這樣的問題，是因為你希望關節停止干
擾內感受（感知身體內部狀態的能力），但是關節卻一直
彎曲，使得你很難查明身體的訊息究竟來自何處。

英國薩塞克斯大學（University of Sussex）的雨果・
克奇利（Hugo Critchley）實驗室所做的研究對此提供了
一些證據，他們發現患有關節過動症的人，對於來自身體
內部的內感受訊號異常敏感，例如心率及其他跟壓力有關
的變化。這聽起來似乎是件好事，但問題是，這使得他們

很難準確判定這些訊號來自身體的何處，也較無法詮釋它們代表什麼意思。

由於患有關節過動症的人，身體訊號本就渾沌不明，所以心臟狂跳往往被當成焦慮，在外部沒有明顯需要擔心的情況時，特別容易令人感到困惑。另一項研究似乎也支持此一論點，該研究發現，一個人對於自己體內的訊號愈敏感，關節過動症與焦慮之間的關聯就愈強。[16]

克奇利告訴我，異常疏鬆的膠原蛋白還有另一個問題，就是它會直接導致過度活躍的「打或逃反應」。這歸咎於結締組織遍布全身，而且不論是在身體的哪個地方，它的基本結構都差不多。換言之，關節的膠原蛋白延展性過高，那麼其他地方的膠原蛋白多半也是延展性過高，包括血管內壁。

在正常情況下，當某人從坐姿或躺姿要站起身來時，他們的靜脈會自動收縮，以防止血液匯集在雙腿，造成血壓暫時下降。不過如果這些血管裡的膠原蛋白延展性過高，此一反射動作就無法有效運作，只要這人是直立的，心臟就必須更用力幫浦血液，以免血壓下降。

就是因為對於體內的訊號過度敏感，再加上對於自主神經系統的運作控制不夠，所以明明沒發生任何可怕的

事，但關節過動症還是極可能引發焦慮。由於高達五分之一的人患有關節過動症，難怪有這麼多人會莫名其妙地感到焦慮。

雖然關節過動症與 ADHD 及自閉症之間的關聯沒那麼明確，但是薩塞克斯團隊卻有一些想法。他們的研究顯示，關節過動症患者對於外部的感官訊號與疼痛會比較敏感，若再加上過度活躍的內部訊號，不僅會令人無法招架外在世界，就連自身的感受也難以承受。

薩塞克斯大學團隊的另一名成員潔西卡・埃蔻斯（Jessica Eccles）表示，這一點「只是猜測」，不過有些早期的指標顯示，這說不定跟別的關節過動毛病有關，例如纖維肌痛症（fibromyalgia）。[17] 至於它們跟自閉症以及 ADHD 是否有關，就不得而知了。

埃蔻斯本身也患有關節過動症，所以她非常清楚，並不是每個關節活動度很高的人，都能坦然接受自己在某方面其實是「有缺陷的」。不過她說了解身心間的這些關聯還是挺有價值的，至少能為明明身心飽受折磨、卻被別人斥為無病呻吟的病友帶來一些慰藉。

了解身心間的關聯還能帶來新的治療方法，目前我們對於膠原蛋白本身的構造能做的並不多（要是你不巧擁有

延展性太好的膠原蛋白，你也只能默默接受），但既然研究人員已經知道了此一身體特性，會透過特定的通道影響患者的心理健康，便打開了一線曙光，希望能透過身體為主的干預手段來改變心理。

其中一個方法是強化關節周圍的肌肉，這不只能減輕關節的疼痛，而且還能設下更嚴格的界限，讓自我感不會因為關節過度活動而不斷被更新。打造更強健的下肢肌肉能幫忙把血液擠壓回心臟，不至於因為站起身而使心率加快，因而有可能減少心臟狂跳和焦慮的情況。

另外一個方法則是改善患者的內感受能力，埃蔻斯正在研究，如何訓練關節過動症患者改善其內感受力，幫助他們釐清自身的感受，進而控制他們的焦慮。

對於 ADHD 及自閉症患者，從童年期開始進行這種干預，能降低他們發展出焦慮與感官處理問題的機率。例如透過玩遊戲的職能治療，要孩童指出不同的身體部位，並說出他們當下的感覺，再由一位老師幫忙他們說出情緒。[18] 此舉能幫忙孩童更懂得解讀自己身體的訊號，並開始調節這些感受，及早防範負面情緒扎根，他們就能少受些折磨。

埃蔻斯早期有項研究顯示，關節過動症患者的杏仁核

（大腦中主管焦慮、急躁、驚嚇及恐懼等負面情緒的區塊）會比常人的大，而與感知身體空間位置有關的腦區卻又比一般人的小。趁早教導孩童神經發育與關節過動症的知識，來了解他們自身的運動狀況，說不定就能盡早避免不良狀況在身心兩方面扎根。

既然問題出在過度靈活，不免令人覺得，為了讓身體變得靈活而伸展，對於身心未必是件好事。再加上每個人的關節、肌肉與結締組織都不一樣，對於我們該伸展到什麼程度，或是能在健康的活動範圍內主動地運動其關節，以及核心與關節力量夠健壯的人，是否有必要讓自己的身段更柔軟，其實並沒有一體適用的答案。

既然有愈來愈多的證據顯示，伸展與免疫功能息息相關，但大家別忘了，朗吉凡推薦的伸展，並不是要你每天苦練，直到有一天你的手指終於能碰到你的腳趾頭，她自己也不是為了能讓身段更柔軟而苦練伸展，純粹只是為了享受身體伸展的樂趣罷了，她說：「我不做那種看起來很厲害的花式瑜伽或運動，我只伸展我覺得需要伸展的地方，我愛伸展，伸展太棒了。」

到頭來，我們能確定的是，一段時間沒動後，伸展一下身體，會讓心情變好。當你從椅子上站起身，好好地伸

個懶腰是很愉快的，**這個動作會提醒你的大腦，你是有手有腳的，而且還能幫忙身體的體液流動得快一些。說不定還能重新連結身心，讓它們按照正常的方式運作。**

不過我指的是在正常活動範圍內的運動及輕柔的伸展，雖然劈腿的確很厲害，不過讓髖關節從中心向後推30度，已經超出正常人的活動度範圍了。

已故的阿斯坦瑜伽創辦人帕達比‧喬艾斯曾說過：「僵硬的不是身體而是心。」許多瑜伽老師也常會引用這句話，鼓勵你做出一個超高難度的體式。這句話也確實有一些證據支持──雖然伸展的確能提高身體的靈活度，但原因並不是它拉長了你的肌肉。反之，是神經系統被教育，讓關節的活動超越現有範圍是安全的。

當我們快要接近伸展的臨界點時，身體會踩下煞車以避免受傷。研究顯示，透過溫和地超越這個活動範圍，你能說服你的神經系統放鬆一點。伸展的界線其實是由你的神經系統認定，而非肌肉。

不過也有人主張應該待在界線內，而非說服關節跨出舒適區。當我與夏勒斯‧喬艾斯見面時曾請教他，拘泥於字面上的意義，是否有可能曲解他祖父的話，他同意我的看法：「某些時候……你的身體是夠靈活的，但是你的心

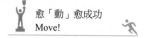
卻說別那麼做，所以有時候你必須逼自己再努力一點。」
不過他隨即補充道：「但你該知道自己的極限在哪。」

伸展身體，降低發炎機率

- **伸個懶腰心情好**：坐了一陣子後，站起來伸展你的四
  肢。伸懶腰的動作會提醒你的大腦，你還有四肢，且你
  必須舒展四肢並放鬆緊繃的肌肉。坐一小時至少要起身
  活動一次，能多動當然更好。

- **活動、伸展、轉體**：擠壓肌肉與器官周圍的筋膜，能讓
  免疫系統的體液流動得更順暢。但是活動的時候要輕
  柔，不要過度用力、超越正常的活動度，動到你感覺身
  體有伸展到的程度即可。

- **先強肌，再求柔軟度**：用輕柔的伸展來增強肌力，如果
  你是關節過動症患者，就更需要增強肌力，力量加上靈
  活度就會成為對抗焦慮的強大武器。

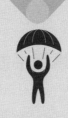

第 7 章

調節呼吸，讓自己瞬間轉念

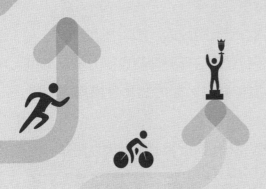

「調節呼吸即能調心。」

—— 艾揚格（B.K.S.Iyengar），瑜伽大師

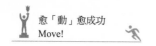
改變呼吸，讓自己恢復平靜

2011 年上映的電影《猩球崛起》（*Rise of the Planet of the Apes*）中有一幕，當時猩猩凱撒（Caesar）第一次說話，牠在打昏虐待牠的管理員前大喊了一聲「不」。那一幕既怪異又可怕，不光是因為有隻動物用人類語言，清楚表達牠對人類的感受，更令人不安的是，事後凱撒深吸了幾口氣讓自己的心情穩定下來。

這一幕如此令人驚訝是有道理的，因為控制呼吸是人類才有的技能，而且跟我們的心理與情緒自律力量息息相關，要是力氣和敏捷度皆勝過人類的動物也懂得控制呼吸，那我們將會面臨巨大的威脅。

幸好在真實世界裡，人類的近親並不具備控制呼吸的能力，[2] 可惜我們也沒有充分利用此一能力。雖然數百年來東方傳統的追隨者早已提出大量報告指出，緩慢而深長的呼吸能提升專注力，讓人感覺心平氣和，甚至能帶我們進入意識的變化狀態。但是多數人還是被忙碌的生活困住，未能抽出時間練習這個最簡單、容易的身體動作。

從早到晚我們的呼吸都是自動進行的，根本不需費心，所以長期以來，就連大多數科學家也都未在意過此

事。跟其他呼吸空氣的生物一樣，人類也是由腦幹負責設定呼吸的頻率，確保氧氣能透過肺臟流進血液並排出二氧化碳。從我們出生的最初幾秒，到死亡時嚥下最後一口氣，呼吸日以繼夜地持續進行著。

直到 1970 年代一位名叫傑克・費德曼（Jack Feldman）的博士後研究生，發現了擔負此一重責大任的神經元，並以擺放在會議桌上的一瓶德國酒為他的發現命名為「鮑氏複合區」（Bötzinger Complex）*。費德曼後來成了這個領域的世界級專家，並向世人展示，鮑氏複合區加上它的鄰居「前鮑氏複合區」（pre-Böt-C），兩者在設定呼吸的頻率與節律上扮演重要角色，會在血氧濃度過低時加快呼吸速度。

費德曼近期在加州大學洛杉磯校區的實驗室，發表一項研究指出，有一小群神經元負責讓我們每五分鐘左右就嘆氣一次，這個反射動作能防止肺泡塌陷（像洩了氣的氣球似地黏在一起）。[3]

至於其他物種，像是狗、貓、老鼠等，也都會基於同樣的目的嘆氣，只不過頻率略有不同。所以下次你看到一

---

* 控制呼吸的腦幹迴路。

隻狗在嘆氣，純粹是因為牠的肺淺呼吸一陣子後，會自動重新充氣罷了，而不是因為牠想衝到屋外追逐松鼠，卻因為沒有靈活的拇指開門而不爽。

不過人類的確會透過嘆氣，來表示鬆了一口氣，或是表達懊惱或悲傷等情緒。**心理學研究顯示，嘆氣除了是一種溝通形式，表達情緒的嘆氣（嘗試解開謎題，卻怎麼也解不出來時的那種嘆氣）其實是呼吸系統的一種「重置按鈕」。**

當我們的呼吸因為壓力而變得急促或不規律時，嘆口氣能讓呼吸恢復正常。[4] 有意識地控制嘆氣這個反射動作，是透過控制呼吸讓自己獲得心靈平靜最簡單的方法。算準時機深深地嘆口氣，既是表明煩惱到此為止，也表示要開始去做其他事。

不過這種控制嘆氣的能力，只能算是入門等級的控制呼吸。真正厲害的是控制呼吸的頻率與深長，以獲得我們想要的身心益處。就像電影裡的猩猩凱撒，我們可以透過深呼吸使自己平靜下來，然後專心思考下一步該怎麼做。

只要稍加練習，我們便可以利用呼吸控制的技巧來暫時逃離現實，讓自己好好休息一下，我們也可以像一名僧侶，從心靈和情緒上，專注地欣賞前鮑氏複合區帶有節奏

的工作。這一切都很容易做到，且能顯著改變你的想法與感受。

我也是個急躁不安的人，所以我很清楚，並不是每個人都能靜坐與調整自己的呼吸。有些人是因為無法認同打坐冥想的呼吸控制，另一些人則認為乖乖坐在墊子上盯住呼吸實在太無聊，他們寧可去做別的事。

不管大家反對的理由是什麼，現在已經有可靠的科學研究顯示，**學會控制呼吸的頻率與深長，以及空氣進入身體的路線，能成為一項駕馭思緒與感受的有用工具**。不論你是在運動還是埋首於書桌或辦公桌前，只要掌握這個範圍的身體動作，我們就能改變大腦與身體其餘部分的設定，讓心智發揮最大功效。

沒人知道為什麼我們人類這麼幸運，有能力刻意控制肌肉，進而影響呼吸的方式。電影裡的猩猩凱撒，同時展現控制呼吸與開口說話的能力，這兩種能力同時出現，或許不是出於巧合。說話跟咕噥、呻吟或吼叫是不一樣的，說話需要具備控制長呼吸的能力，還要算準時間吸氣，並且巧妙地控制喉部、嘴唇及舌頭。

研究人員比較了生存於距今 10 萬～ 160 萬年間不同種古代人類的骨架，結果發現一個有趣的事實 —— 現代人

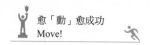

類與尼安德塔人的脊柱裡，負責傳遞訊息給呼吸肌與臉部肌肉的神經，占據的空間比早期人類大很多，這讓他們有了微調呼吸及呼吸聲所需的硬體。相較於更早期只能隔著草原咕噥「對話」，這個包含更多種噪音的指令，後來發展成一個很有用的溝通新方式。[5]

讓腦波與呼吸同步

跟大家說一個我的親身經歷，我是用一台笨重的老筆電寫下本書的內容，這台筆電的年紀比我兒子還大，昨天我一不小心把整杯茶灑到這個老寶貝身上，結果它到現在都還沒恢復正常。

雖然這還算不上是世界末日，頂多損失幾千字的內容，以及一些來來回回的潤飾修改，但問題是，距離我要交出兩萬字的截稿日只剩下幾週了，所以我的心情其實滿沮喪的。不過往好處想，我剛好可以趁機使用呼吸控制術最有效的運用 —— 當你一個頭兩個大時，控制呼吸能讓你平靜下來，不再胡思亂想。

　　為了不讓自己一直陷於懊惱的情緒中，並回去繼續工作，我從 YouTube 上找到一支長約七分鐘、教你保持專注的冥想影片。於是我端坐在椅子上，遵照影片中的指示動作，雖然我好幾次都想直接跳到片尾，但是經過幾分鐘慢條斯理的深呼吸後，我的腦袋終於平靜下來，之前想要大叫、大哭或乾脆躺著死掉的衝動，也逐漸消失無蹤。

　　所以，控制呼吸確實有用，之後我更確定它很管用，因為歷代僧侶的經驗，以及愈來愈多的科學研究顯示，**控制呼吸其實是在掌控你的腦波，並讓波動頻率與你的呼吸頻率聯繫起來。**

　　腦波是神經元群在腦部傳送訊息時的電子活動，所發出的節奏性脈衝。當夠多的神經元同時活動，這些脈衝就強到足以透過頭皮上的電極片來測量，並被轉譯成顯示電子活動情況的腦波圖。

　　由於這項技術是在一百年前發明的，所以科學家早就知道腦波有不同的頻帶，不同時間會由不同頻帶主導，這能提供一些線索讓我們知道，身體正在進行某種流程（見圖表 7-1）。

圖表 7-1　腦波的不同頻帶

頻帶	頻率範圍（赫茲）	思考類型
γ（Gamma）	>35	解決問題、專注
β（Beta）	12–35	忙碌、對外部專注、焦慮
α（Alpha）	8–12	放鬆、反射的、被動的專注
θ（Theta）	4–8	深度放鬆、想睡、對內部專注
δ（Delta）	0.5–4	睡著了

資料來源：《腦電圖簡介暨以語音為基礎的情緒辨識》（*Introduction to EEG- and Speech-Based Emotion Recognition*），2016 年，P.19 ～ P.50。

　　之前我們已經看到腦波會與節拍同步[*]，而大腦與相隔甚遠的各區域腦波同步，能讓專責不同任務的區域得以用相同的節奏處理脈衝，讓我們眼睛看到、耳朵聽到，以及鼻子聞到的各種資訊，能被結合起來，成為相同經驗的一部分。這個作用讓大腦即使接收到不同種類的訊息，但仍能組合成完整的資訊，並且搞清楚這些資訊是什麼意思。

　　此一過程與呼吸之間的連結，來自於鼻子頂端的感官神經元，這些神經元扮演兩種角色，一是會傳遞被帶進嗅球[†]的空氣是什麼味道的資訊，其二是檢測空氣飄過時的

---

[*]　腦波會對外在刺激反覆出現的規律自動同步。
[†]　用於感知氣味的部分。

動態。

　　由於這兩種角色，鼻子在呼吸時，吸入與呼出的規律動作，就像是一具節拍器，設定氣味資訊進入大腦的時機。此一資訊提供關於我們周遭的環境有多安全或多美好的訊息，因此從演化的角度來看，這就是為什麼其他突出的資訊（或許來自記憶），會突然躍入相同節奏的頻帶。

　　動物研究顯示，呼吸與腦波的同步最先發生在負責偵測氣味的嗅球，然後進一步擴散開來，到達大腦裡負責指派氣味意義的區域。對大鼠做的研究顯示，跟呼吸有關的節奏會擴散至大腦負責記憶的區域，讓動物判別過去是否曾經聞過此一特殊氣味，然後再擴散至決定該做出什麼反應的情緒中心。

　　2016 年，由芝加哥西北大學（Northwestern University）的神經生理學家克莉絲汀娜·吉拉諾（Christina Zelano）帶領的一項研究，率先證實相同的現象也發生在人類身上，而且**同步化效應會進一步擴大到前額葉皮質區裡負責思考、規畫與決策的區域**。有些研究人員認為，腦波與呼吸頻率同步其實是大腦運作的一般特性。[6]

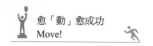
鼻子吸氣時,同時汲取靈感

關於呼吸期間的腦波研究顯示,腦波與呼吸頻率同步的最強效應來自於吸氣。這話聽起來有點不可思議,但卻是真的。當我們呼吸時,確實是從環境汲取靈感和當中富含有微妙線索。

很多習武的人及瑜伽修行者也持相同看法,中國武術中所說的「氣」,指的就是呼吸、專注和力量。瑜伽的呼吸梵文是指「呼吸、能量及宇宙的意識」。阿斯坦瑜伽的現任掌門人夏勒斯·喬艾斯,試著用以下這段話讓我理解呼吸有哪些好處,他表示:「當我們呼吸時,就如同透過呼吸把大自然的正能量從外界帶進身體裡。」

但我個人喜歡用更科學的方式陳述此事 —— **吸氣除了吸入氧氣,還能帶入周遭世界的資訊,並讓我們的腦波依共同的節奏跳動,改變我們的感受。**

這就是為什麼呼吸與腦波同步,能成為一個改變心理狀態的有用工具。針對人們刻意改變呼吸頻率的研究顯示,**不同的呼吸方式能鼓勵特定的呼吸頻率主導整個腦部,讓我們處於較警覺、較專注的狀態,或是較放鬆且想睡的狀態。**

　　不過這其中有個玄機要注意，瑜伽修行者也對此千叮萬囑了好幾世紀，只有透過鼻子呼吸時，才能用呼吸控制心靈。據估計，超過半數的人習慣用嘴巴呼吸，這不僅會造成口臭和蛀牙，還會錯過鼻腦直接溝通的好處。

　　我們之所以能獲得這些寶貴的資訊，得感謝一群癲癇患者，他們在醫院接受侵入式的腦部手術時，自願參與這項研究。有些癲癇病患的病情起源於腦部某個特定區域，而且無法用現有藥物治療，可以選擇是否要用手術移除腦部造成癲癇的區域。

　　要用手術移除會不正常放電而引發癲癇的腦部區域，且不能傷及控制說話、動作與其他重要功能的區域，是件非常棘手的事。做法是移除一小部分的頭骨，然後把電極片放在頭上或顱內，並等待癲癇發作時，記錄下大腦的電活動。

　　有時要等上好幾天癲癇才發作，這期間病人只能滯留在醫院，而且病人雖然是醒著的，但腦部卻連接著一具監視器，所以什麼事也不能做。幸好神經學家非常樂意以實驗的形式為病患提供娛樂，希望能幫忙找出大腦某些區域負責什麼樣的功能。

　　大多數的電極片被植入腦部的健康區域，意謂著神經

學家可以記錄下健康且清醒的腦部，在執行各種任務時的活動情況，以了解個別神經元與大腦各個區域究竟發生了什麼事。

吉拉諾用這個方法觀察 8 名病患的狀況，證實呼吸的確是人腦活動（尤其是處理記憶與情緒方面）的指揮家。**腦波與呼吸的同步愈緊密，此人儲存與提取記憶的能力就愈好，看到危險的徵兆時也能更快做出反應。**吉拉諾的實驗還發現，在受試者吸氣時給他們看一張表情驚恐的臉，他們的反應會顯著快得多。

不過關鍵是要用鼻子呼吸。在吉拉諾的實驗中，若受試者用嘴巴呼吸，再做相同的測驗，呼吸與腦波同步的效果會大減，而且他們對於充滿情緒的表情，反應時間也顯著變慢。

必須一提的是，透過鼻子呼吸並不會讓受試者更能理解他們看到的事物，不論是用嘴巴還是鼻子呼吸，受試者都能準確辨識出一張害怕的臉。不過耐人尋味的是，當受試者對於他們看到的事物做出反應時，鼻式呼吸確實能讓他們移動身體的速度快很多。

在某個實驗中，受試者只需動動手指按下按鈕，以毫秒為單位測量其反應的快慢。在真實生活中，毫秒之差往

往是決定生死的關鍵，能在千鈞一髮之際幸運逃過一劫，或是不幸淪為車下冤魂。

人們在吸氣時做記憶測驗的表現也更為準確（不過情況同樣僅限於鼻式呼吸），此一情況顯示，你之所以能避免淪為車下冤魂，很有可能是在吸氣時學習過馬路前要先確認左右都沒來車的課程，因此才能好好記住這個教誨。[7]

這就難怪我們遇到緊急狀況時呼吸會變快（為了盡可能獲取最多的資訊），而且若你能停止恐慌，並想起在遇到壓力時要深呼吸，說不定就能幫助你做出更棒的決策。此外，在考試前（或絞盡腦汁回想購物清單上的項目）先來個深呼吸，說不定能幫助你從深處挖掘出有用的資訊。

平靜下來，專注當下

瑜伽修行者津津樂道的另一個概念是，呼吸會促使我們專注於當下，讓紛亂的心回到所屬的地方。

夏勒斯·喬艾斯告訴我：「在瑜伽，這是指前往不同的方向……所以練習瑜伽體式與呼吸，就能收攝心念。」

2018 年，吉拉諾針對另一組也接受了手術的癲癇病

患所做的研究顯示，刻意放慢呼吸不僅能改善專注力，而且還能提升身體的覺知力。紐約北岸大學醫院（North Shore University Hospital）的神經學家荷西‧埃雷洛（Jose Herrero）與神經外科醫生阿夏希‧梅塔（Ashesh Mehta）合作的另一組實驗，要求 8 名病患正常呼吸，並透過數息留意自己的呼吸，另一個實驗則要求病患加快他們的呼吸頻率。

研究團隊在 8 名病患腦部的 31 個區域中，一口氣植入多達 800 個電極片，所以能夠觀察到的活動範圍，比過去的研究大多了。也因此，他們得以追蹤大腦不同網絡間的同步活動，以了解它是否會在人們進行不同種類的呼吸時出現變化。

結果他們發現，**當受試者被動地觀察自己的呼吸、但不改變呼吸的頻率或節奏時，與內感受有關的腦波，會變得與呼吸頻率更加貼近**。此一發現的重要性在於，之前我們已經在舞蹈與伸展的內容中見識到，充分掌握身體的感受，是理解與管理情緒的一項有力工具，這項研究的受試者每次數息的時間僅約數分鐘，顯示只要短暫休息一下，不需要打坐或持咒，甚至不需要閉上眼睛或表明你正在休息，就能讓腦子停止胡思亂想、並且平靜地與身體的其他

部分重新連結。像這樣利用呼吸定期檢視身體的狀況，一段時間之後就能顯著提升心理健康。

被動地觀察你的呼吸而不改變它，是正念冥想的一個關鍵特點，這可能就是為什麼眾多研究皆指出，正念冥想能提升內感受能力與改善心理健康。但即便是非常勤奮、每天都會花十分鐘進行正念冥想，並且被動地跟隨他們的呼吸不做任何評判的人，仍有可能錯過控制呼吸的某些好處。埃雷洛與梅塔的研究顯示，主動控制呼吸會產生截然不同的效果。

當人們被要求刻意改變呼吸的頻率時，同步活動會出現在大腦的不同部分，特別是那些跟維持注意力與專注力有關的迴路。其他研究則顯示，專注於呼吸時，代表走神狀態的 θ（theta）波會降低，而代表放鬆性警覺的 α（alpha）波則會增加。[8] 關於持續專注的研究指出，放鬆性警覺是長時間保持專注的最佳狀態。

調整呼吸頻率，就能轉換心情

刻意改變呼吸頻率，還會對你的感受產生重大影響。

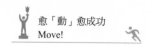
在沒有外力干擾下，前鮑氏複合區會把休息時的呼吸頻率維持在每分鐘 12 ～ 20 次，恐慌症發作時的過度換氣（hyperventilation），呼吸頻率會一口氣飆高到每分鐘30 次。

這時候緩慢而深長的呼吸，就能夠讓恐慌症緩和下來（此法是經過測試為有效的），因為它能讓氧氣與二氧化碳恢復平衡，並告訴身體從「打或逃反應」回到正常的醒覺狀態（arousal）。如果你原本就已經是以正常的頻率在呼吸，放慢呼吸仍能改變你的心態，讓你遠離凡塵俗事，到達快樂的仙境。

佛教僧侶已經到達最極致的呼吸境界：每分鐘只需呼吸 2 ～ 3 次，每次呼吸的一吸一吐長達 20 秒，這麼深長的呼吸並非偶然發生，而是刻意要超越現狀的結果。要達到這樣的境界雖不容易，卻是辦得到的，且近期有項研究指出，費這番工夫是值得的，因為這樣你不必嗑藥就能到達意識的變化狀態。

義大利比薩大學（University of Pisa）的安德利亞・札卡羅（Andrea Zaccaro）則是受到僧侶故事的啟發。他們能達到與凡人不同的「存在的位面」（plane of existence）*，感覺自己與世界及世上每一個人皆合而為一。

他想弄清楚這種美妙的境界是由緩慢吸呼帶來的，抑或是在心靈上放大呼吸到排除其他一切事物所產生的副作用。換言之，心理變化是刻意控制呼吸所產生的生理副作用，抑或純粹是大腦的一種現象、是全神貫注所產生的副作用，跟頸部以下發生的事情無關呢？

為了找出答案，札卡羅找來 15 名學生當受試者，這次他不再把電極片貼在頭骨上，而是把電極片綁在頭部外側。接著，用醫院給需要額外供氧的病患使用的鼻導管，模擬每分鐘呼吸 3 次的狀態，把空氣吹進他們的鼻孔，持續 15 分鐘。

為什麼要用鼻導管？因為受試者的鼻孔被塞住以阻止他們用正常的鼻式呼吸，強迫他們改從嘴巴呼吸。這方法聽起來很不舒服，但其實不會，有 2 名受試者的研究分析被剔除了，因為追蹤他們的腦波發現他們竟然睡著了。

全程眼睛張開的受試者，全腦的腦波同步，這回是較為低頻的 δ（delta）波與 θ 波；而且在跟情緒有關的區域，也就是所謂的「預設模式網絡」（default mode

---

* 位面，指世界。

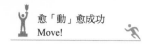

network），這些頻率特別強。

預設模式網絡就像是腦部的空檔（neutral gear），當大腦未專注於任何特定任務時，就會滑入這裡。當我們在思考自我時，預設模式網絡也會很活躍。θ 波會伴隨深度放鬆，獲得精神上超脫的感覺，且專注於自身的內在狀態而非外在世界。果不其然，受試者表示他們在實驗過程中，感到深度地放鬆與滿足，而且許多人表示他們跳脫了自己的心，進入存在而非思考狀態。

這種感覺聽起來十分美妙，難怪冥想專家會對靜坐欲罷不能。一分鐘只呼吸 3 次的力量非常強大，不但能讓我們的腦子不再想個不停，而且還能帶給我們超脫渺小自我的解放感。

不論你是否相信，此事證明世間確實存在一股更偉大的靈性力量，或是一個全球意識，只要我們夠虔誠，就能與之連結，抑或你認為這只是一個能讓你感到愉快的生物學現象。我要講的重點是，**拜腦波與呼吸頻率同步之賜，任何人都能自由地進入這美妙的感受。你唯一要做的就只是控制你的橫隔膜，以及肋骨間的肋間肌，並且練習放慢呼吸到每分鐘 3 次。**

每分鐘呼吸 6 次，身心達到平衡的捷徑

不過每分鐘只呼吸 3 次需要一點練習。而且札卡羅的受試者發現，要獲得與宇宙合而為一的感受，並且長時間保持清醒，並不容易。

相較之下，每分鐘呼吸 6 次更為可行，而且研究顯示，似乎對我們的身體、心理與情緒健康更為有利。有研究發現，每 10 秒完成一次吸氣與吐氣，會擊中一個生理上的甜蜜點，把跟呼吸有關的身體動作，連結到血流、血壓以及血氧濃度，再者，它會讓自律神經系統從「加速」轉為「平靜」。所以從各方面來看，每分鐘呼吸六次，是讓我們的心情感到平靜與滿足的一條捷徑。

這或許就是為什麼它會令人感到愉快，受試者在實驗中需以不同的頻率呼吸，並回報其感受，結果大家都表示每分鐘呼吸 6 次，令人感到最舒服與最放鬆。其實在某種程度上，人類早就出於直覺這麼做了，2001 年的一項研究發現，古時候的靈修活動，包括用拉丁文誦念玫瑰經或是用梵文誦念瑜伽咒語，都會產生將呼吸頻率放慢到每分鐘 6 次的副作用。研究人員猜測，這可能就是靈修能讓信奉者感覺心靈平靜舒適的原因。[9]

即便你什麼也不信，但是從靈性的角度來看，就連最鐵齒的無神論者也能享有每分鐘呼吸 6 次帶來的平靜。你甚至不必刻意計算你的呼吸次數，更不必背頌經文咒語或祈禱詞，只需進行腹式呼吸，就能體驗到這一切。

對初學者來說，最簡單的方式就是仰躺，一手放在胸部、另一手放在腹部，然後慢慢地吸氣，直到你感覺腹部隆起，讓你的肋骨向外向下擴張，若胸部有隆起，則不可過高。然後，當你吸飽氣時，用腹肌將腹部下壓，使橫隔膜向上回到原位，空氣從鼻子竄出。只要稍加練習，即便坐姿也能進行腹式呼吸，說不定連走動時也能辦到。

透過呼吸影響心情最直接的方法，就是讓更多氧氣進入血流。每分鐘呼吸 6 次時，肺會「徵召」最多的肺泡──充滿空氣的氣囊，氧氣在此擴散到血液中，二氧化碳在此被過濾出去，使得每分鐘呼吸 6 次成為氧氣進入身體最有效率的頻率。

如果你不是主動把氣排出身體，你就無法每分鐘呼吸 6 次。自動呼吸是不可能每分鐘呼吸 6 次的，當我們停止這一連串的主動行為（擴張肺部、放開橫隔膜，並讓胸廓向下回到原位），空氣是被動地離開肺部。

研究指出，主動排出空氣，能夠更充分地清空肺部，

留下更大的真空讓新空氣快速進入與填滿。這麼一來，能顯著減少肺部的無效空間（dead space）*——這部分的空氣基本上被浪費掉了，它雖然進入身體，但還沒深入到肺泡，就被呼出去了。

綜合以上這些機制，**深呼吸能使血氧濃度增加幾個百分點，足以小小地影響我們的思考能力**。[10] 有項實驗將受試者分成兩組，一組的空氣有額外提供氧氣，另一組則無，然後請受試者進行認知任務，結果獲得額外氧氣供應的受試者表現略勝一籌。[11]

測量受試者的血氧濃度顯示，呼入的空氣含氧量較高的那組人，他們的血氧濃度提高了數個百分點，就跟每分鐘呼吸 6 次的情況差不多。雖然目前還沒有人做過實驗證實，深呼吸本身能改善認知能力，但如果它確實能提高血氧濃度，而且透過人工手段提高血氧濃度，又確實改善了認知能力，那麼認為深呼吸有可能改善認知能力，應該不算太離譜吧。

不過值得一提的是，即便是最短淺的呼吸，久坐族也不必擔心有窒息的危險，人體會將血氧濃度維持在 94％

---

* 不能進行氣體交換的呼吸道。

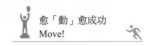

～ 98％的範圍內。而時不時讓血氧濃度提高一下，能暫時提高你的警覺性和表現。由於氧氣與葡萄糖是腦功能的主食，至少在一定程度上，愈多愈好。

迷走神經負責身體的平靜與放鬆

　　警覺性的話題暫且擱置，來談談緩慢深呼吸的另一個好處，那就是一種強烈的身心皆放鬆的感覺。這感覺來自於一條獨立但又相互關聯的身心通道，它同樣要將呼吸調至每分鐘 6 次的神奇頻率。

　　此一連結來自於迷走神經，它是身體最長的神經之一，起於延腦（鮑氏複合區被發現的同一個區域），從這裡一路通往消化道的盡頭，途中會順帶檢查一下心、肺及腸道。要是你能看到自己體內的狀況，會發現迷走神經看起來很像兩條長繩，粗細跟園藝用的麻繩差不多。其中一條下行頸部的兩側，然後分枝成較細的數節與器官接觸。

　　迷走神經既長且粗，而且夠明顯，所以最早期的解剖學家就已發現它們，第一批書面紀錄來自西元 2 世紀的羅馬解剖學家佩加蒙的蓋倫（Galen of Pergamon）。當時人

們對於人體的運作方式所知極少，蓋倫其他的知名發現包括動脈攜帶的是血液而非空氣，要是蓋倫當年查明這個長而蜿蜒的神經威力，人類說不定就能免除大量壓力。

因為我們現在知道這個重要的導管，負責來回接力傳送有關身體最新動態的資訊至大腦，以及我們應該如何思考、行動與感受的資訊。它還會調節發炎，我們已從前文得知，發炎其實是免疫機制造成的一種身心現象，發炎控制得好我們就能一切安好。

構成迷走神經的纖維 80％是從身體的器官帶著訊息回到大腦，持續提供最新的消息給聊天室。其餘 20％左右的纖維則前往相反方向，成為副交感神經系統的一部分，當天下太平無事時，負責讓身體保持在放鬆平靜的狀態。

信不信由你，放鬆與平靜本該是身體的預設狀態，當然真有什麼重要或可能危及生命的大事發生，那就另當別論。而且就算真的發生了可怕的大事，只要「打或逃」的需求一消退，迷走神經的工作就是讓我們的身體回到「休息與消化」狀態。

訊息不斷朝兩個方向發送，意謂著當你覺得平靜時，迷走神經的活動度高，而且呼吸速率、心率及血壓都會下降。如果你能找到一個方法，讓你的心率及血壓都降下

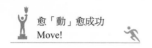
來,你就會開始感到比較放鬆。好消息是溝通管道的雙向性,讓它成為一個很容易被駭的系統,而控制呼吸是解鎖其他所有變化的關鍵。

　　值得一提的是,因為呼吸能改變迷走神經的活動度,所以你能利用呼吸來訓練身體對壓力做出更健康的反應(包括在當下與之後)。練習放慢呼吸頻率一段時間之後,能改變你的壓力反應基準線,讓你不再動不動就驚慌失措,而且在驚嚇之後能更快回復平靜。

　　迷走神經的活動基準線稱作迷走神經張力(vagal tone),透過追蹤心率變異度(測量接連兩次心跳之間的間隔長度),可間接得知迷走神經張力。在家裡透過手機App 與大多數的智慧型手錶就能測量。

　　為什麼心率、呼吸頻率及迷走神經張力如此息息相關,其中的細節相當複雜,簡單來說,關鍵在於胸腔起伏時胸腔內的壓力變化。[12] 當我們吸氣時,橫隔膜會向下移動而且胸廓會擴張,使得胸腔內的空間變大,胸腔內所有東西,包括運送血液到心臟的主動脈,承受的壓力變小,壓力變小血管便得以擴張,讓更多血液流入。主動脈內的伸張受器偵測到此一變化,就會透過迷走神經傳送一項訊息,說明會有更多血液湧入,所以它應該鬆開煞車讓心臟

幫浦血液速度能加快些。

當我們吐氣時，會發生相反的狀況。橫隔膜會上升，胸部的壓力會變大，擠壓血管使血液回流至心臟，並減少傳送至靜脈裡的伸張受器的訊號。這些訊息會告訴迷走神經血流量下降，所以它應該踩煞車使心跳速度放慢，說不定還應在氧氣已被用盡肺部正在排空時，減少不必要的心跳以節省能量。[13]

這個加快與放慢的活動意謂著，當我們吸氣時心率會加快，吐氣時心率會變慢。所以從心跳時間的變化，我們可以間接得知迷走神經張力。最重要的是，比較有變化的心率是比較好的，因為這意謂著每一次呼吸，迷走神經都在作用，避免心率飆高。如果心率變異度下降，暗示身體承受壓力且迷走神經暫時沒發揮作用。

研究發現，當人們每分鐘呼吸 6 次的時候，心率變異度的增加達到最大，不過箇中原因尚未完全解開。而且此一效應似乎會持續，在某項研究中，受試者以每分鐘呼吸 6 次的頻率連續呼吸 30 分鐘，結果當下及之後的一小段時間內，心率變異度都增加了，而且受試者表示他們以後更有可能採用以身體為主的情緒調節策略，這顯示他們的內感受通道也更加開通。

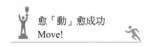
　　為什麼要盡可能利用內感受通道讓自己平靜下來？因
為**迷走神經張力高（心率變異度高），能穩定情緒、改善
工作記憶與專注力，還能降低焦慮和憂鬱的風險。迷走神
經張力高的人，血糖控制能力較好，也更能抑制發炎。**

　　這並不是因為他們的壓力反應變低，而是因為較高的
迷走神經張力，讓他們能在壓力反應產生之後關掉它。壓
力反應其實是健康且必要的，提高迷走神經張力並非為了
不再有壓力，而是要擁有一個更有彈性的系統，能在做出
壓力反應後盡快回復正常。

動態時的呼吸方式

　　既然我們已經知道控制呼吸對心靈的影響，也知道了
讓身體其餘部分動起來能產生的變化，自然要看看把這兩
件事情結合起來，並讓動作配合呼吸會發生什麼狀況。
身體動作與呼吸同步是許多身心修行門派的支柱，包括瑜
伽、太極拳及氣功，還有游泳、跑步及騎自行車這類運
動，呼吸通常會自然而然地順著身體動作的節奏。

　　令人意外的是，過去已有大量關於坐禪（sitting

meditation）[*]的研究，卻極少人研究動禪（moving meditation）對於心靈的影響，是否與坐禪有所不同——其實就是研究刻意讓身體動作配合呼吸，與其他任何一種運動之間，究竟有沒有差異。

2013 年，有人針對數篇研究進行綜合評論，作者是達特茅斯吉賽爾醫學院（Dartmouth College's Geisel School of Medicine）的彼得・佩恩（Peter Payne）與馬迪・坎恩－戈多（Mardi Crane-Godreau）。他們對上述兩個問題的答案是「或許吧」。有些研究業已指出氣功比單純的伸展更能改善心情，而且功效跟心理治療一樣好。另有研究發現，比起利用傳統運動來改善生活品質與自我效能（self-efficacy），正念運動是一個更有力的工具。

不過佩恩與坎恩－戈多也慎重警告，截至目前為止所做的大多數研究品質都很差，而且通常都未設置可靠的控制組當做比較。不過他們指出，正念運動不像傳統運動那麼吃力，而且它對心靈的影響似乎跟其他形式的運動一樣強大，所以相當值得更深入研究。

佩恩與坎恩－戈多還指出，正念運動也與每分鐘呼吸

---

* 亦稱打坐。

6 次的神奇速率有關聯。既然這是呼吸與血流達到完美同步的甜蜜點，他們猜測這或許能解釋為什麼在動的「氣」（也可解釋成呼吸與遍及全身的「能量」）。他們在綜評報告中寫到：「血流量的變化，可能就是『氣貫四梢*』的一部分基礎吧，氣貫四梢在身體上顯然是不可能的，但是用來描述體驗到血流量的規律波動倒是不錯。」[14]

大家不必擔心沒有動的「氣」，就無法獲得上述益處。根據我自己在遛狗時做的迷你實驗顯示，當你每分鐘走 120 步時，每分鐘呼吸 6 次是相當可行的。如果你沒忘記的話，這正是以完美計時的足部按摩為手段，讓血液流至大腦的最佳速度。

將此方法付諸實行最簡單的方法，就是按照主導節奏為每分鐘 120 擊的歌曲來走路，例如，庫爾夥伴樂團（Kool and the Gang）演唱的〈慶祝〉（Celebration）、女神卡卡（Lady Gaga）演唱的〈舞力全開〉（Just Dance），以及愛黛兒（Adele）的〈謠言是那麼說的〉（Rumour Has It）。

---

* 指氣進入四梢：筋梢（指甲）、血梢（毛髮）、骨梢（牙齒）、肉梢（舌頭）。

其他還有很多好歌可以選，有興趣的話，只需用谷歌（Google）搜尋你最愛的音樂類型與每分鐘 120 擊，然後，當你邁開大步行走時，吸口氣走 5 步、吐氣也走 5 步，其實這樣的步速比較像行軍而非悠閒的散步。以我個人來說，一次頂多走幾分鐘就受不了了，但是在我坐了一個上午之後，這確實是重振精神的好方法，也是再度專注的捷徑。

這與大衛‧瑞奇林主張，走路之所以能讓我們心情愉快，是因為人類天生就是「會動腦的運動員」的看法不謀而合。「走路快、呼吸慢」說不定能讓我們擁有正確的心態，在狩獵與採集時保持放鬆，用開放的眼光看待周遭世界，而且記憶力與專注力也都會獲得提升。

不論你選擇在靜坐還是走動時調息，重點是每分鐘呼吸 6 次，這似乎是讓呼吸、身體與心靈產生連結的一個甜蜜點，能快速改善你的身心健康。要是生活令你疲於奔命，你大可以立刻放慢腳步，試試每分鐘呼吸 3 次，讓自己偷得浮生半日閒。

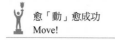
調節呼吸，讓自己瞬間轉念

- **把壓力吐掉**：短淺呼吸一段時間之後，長長嘆口氣能把壓力吐掉，並重設你的呼吸系統，讓你重振精神、繼續向前邁進。

- **每分鐘呼吸 6 次**：用 5 秒吸一口氣，再用 5 秒吐氣，不僅能吸入最多的氧氣，還能刺激迷走神經。迷走神經是副交感神經系統的一部分，能讓身體平靜下來。

- **每分鐘呼吸 3 次**：用 10 秒吸一口氣，再用 10 秒吐氣，經過一番練習，能帶你進入意識的變化狀態，讓你單純地「存在」。

- **用鼻子呼吸**：鼻式呼吸能透過鼻子頂端的感官神經元，讓腦波與呼吸同步，提升記憶力與專注力，甚至能讓身體在遇到緊急狀況時動得更快。

第 8 章

有種休息叫「動一動」

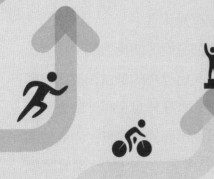

「累了要懂得休息，而不是放棄。」

——佚名

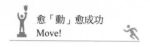

睡眠，是修復身體的時刻

終於要談到休息了，動到最後終歸是要休息的，沒有人能抵抗得了想要歇一下的誘惑，但這不會掩蓋一項事實：當我們動起來的時候，身心的運作皆處於最佳狀態，可惜我們雖然明白這個道理，但大多數人卻動得不夠多。

其實，我們也沒獲得適當的休息。**想要透過運動身體來改善你的生活，必須兼顧活動與休息的平衡**，所以我們就花點時間了解怎樣才算是正確的休息。

雖然每個人都覺得自己大部分時間筋疲力竭，卻鮮少有人研究什麼才是真正的休息，這裡指的是白天醒著時候的休息，而不是晚上上床睡覺的那種休息。雖然睡覺絕對是在休息，但休息與睡眠是截然不同的兩件事，兩者最明顯的差異是，不睡覺我們可能會死。小白鼠被剝奪睡眠數週後就會死亡，罹患罕見遺傳疾病而逐漸被剝奪睡眠的人，會在確診後的 12 ～ 18 個月內死亡。[2]

慢波睡眠（很難被叫醒的深度睡眠階段）對我們的健康格外重要，它攸關記憶的處理與儲存，因為大腦會在夜間進行大掃除，負責清潔大腦與脊髓的體液會清洗整個大腦，清除大腦在白天累積的廢物，包括與阿茲海默症有

關的壞蛋白質。[3] 而夢（大多數發生在快速動眼期）似乎跟處理情緒有關，難怪缺乏睡眠不僅會讓我們感到頭昏腦脹，脾氣也很差。

睡眠也是身體重建和修復的時間。腦下垂體釋放的成長荷爾蒙會促進成長與修復，而免疫系統則會利用這段停工時間評估身體狀況，調整循環免疫細胞的數目，以及抑制非必要的發炎。[4]

總而言之，睡眠是讓我們生龍活虎的關鍵，使我們的身心靈皆維持在最佳狀態。目前專家的建議是每晚至少要睡足 7 小時，[5] 保持規律的上床與起床時間，避免在睡覺前吃太飽、看手機及攝取咖啡因，如此一來，身心自然獲益。

醒著期間的休息幾乎跟睡眠一樣重要，但與睡眠不同的是，它是自願進行的。但是崇尚忙碌的西方文化卻嚴重低估休息的重要性，甚至把休息視為一種自私放縱的行為。社會各角落不斷傳出過勞的消息，受害者包括學生、醫療從業人員，以及完美主義型的家長。

隨著久坐生活型態的崛起，我們坐在椅子上的時間動輒數小時起跳，但不論我們坐多久，顯然不會讓我們感覺特別祥和平靜。

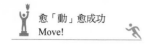
日常也需休息，讓身心重拾活力

　　或許就是因為休息不受重視，所以幾乎從未被當成一條通往身心康寧的道路。幸好在 2014 ～ 2016 年間，有一群科學家、藝術家與作家，跟英國的惠康基金會（Wellcome Trust）合作進行了一項調查，是迄今為止關於此一主題規模最大的研究。

　　他們詢問了來自全球 135 國的 1 萬 8,000 人，調查內容包括他們認為怎樣才算休息，以及他們覺得自己需要休息多久，而實際上又休息了多久。並在 2016 年發表「休息測驗」，結果 60％ 的受訪者表示，他們不覺得自己獲得足夠的休息時間。[6] 而且彷彿是要強調社會普遍認為休息是不道德的事實，有超過 30％ 的人認為自己是異類，因為他們似乎比其他人需要更長的休息時間。

　　這其實是個相當值得重視的問題，因為**缺乏休息會危害我們的心理健康與情緒調節，侵蝕我們的專注力，令我們感覺疲憊不堪且情緒化。**「休息測驗」發現，覺得自己有獲得充分休息的人，整體幸福感的得分也是最高的。

　　我們該如何在滿足休息需求與久坐不動的危害間取得平衡？答案是學會聰明的休息，以確保身心皆獲得舒緩並

恢復健康，讓我們有力氣繼續向前邁進。

知名作家克勞蒂亞・哈蒙（Claudia Hammond）根據惠康基金會的調查與其他相關的科學研究，出版了《休息的藝術》（*The Art of Rest*）一書，書中提出不少休息的基本「配方」。[7]她發現雖然天底下並沒有一套能適用於每個人的休息妙招，但是要休息得好，還是有一些基本的規則。

其中有一點非常重要，而且也是休息與睡眠之間的關鍵差異，那就是休息不代表身體不動，**只要能讓你的心靈在當下變得輕鬆，而且之後產生一種雖然筋疲力盡但心情很滿足的感覺，那麼就連爬山也算是休息。**休息也跟園藝、運動或演奏樂器一樣，可以照你想要的方式進行，只要能讓你的心暫時遠離煩惱憂慮，並讓你感到放鬆與恢復元氣就對了。

至於一天究竟要休息多久才是完美？從研究看來，但憑個人需求而定。自認為幸福滿滿的人，平均一天休息 5、6 小時（但並非一口氣休息這麼久），超過的話反倒會開始覺得無聊並產生罪惡感，變成壓力上身。還有**休息必須是主動實行的，如果是別人叫你去休息，就起不了作用。**

　　還有一個特別有趣的發現，大家公認具有休息效果的活動，幾乎全是一個人單獨進行的，例如閱讀、散步及聽音樂。對我這種內向的人而言，這並不意外，但沒想到活潑外向的人居然也持相同的看法。身為休息測驗小組成員的心理學家菲莉絲蒂‧卡拉德（Felicity Callard）猜測，人們之所以會發現獨處時光的休息效果很好，是因為他們能融入自己當下的感受。

　　這個觀點很重要，因為它讓我們在兜了一大圈後又回到讓身體多動的初衷 —— 讓你更清楚頸部以下的真實情況，並讓心靈回到它在身體裡的歸屬。只要身心合作無間，你就更能辨識出身體需要休息的訊號，並即時採取行動滿足需求。

你是真的累了，還是其實該動一動？

　　老實說，要區分你是身體累了需要休息，或是精神萎靡不振需要動一動，其實沒那麼容易。而且因為我們很多人都有點睡眠不足，而這兩種情況都會讓人想睡，讓人難以分辨。由於身體的疲倦訊號感覺跟精神萎靡想睡是一樣

的，而且經常同時出現，所以要準確區分兩者，必須加上一點內部的偵察工作。

這時常識就派上用場了，要是你坐了好長一段時間，甚至耗費許多心力，那比較有可能是精神萎靡。精神萎靡比較偏向動機方面的問題，但身體疲倦則是動得夠多並且需要補充一些能量。所以要判定你是需要運動一下來驅除睡意，還是真的需要停工休息一下，**不妨找時間獨處，讓心靈獲得急需的空間，以檢視你真正的感覺究竟是什麼。**

說到解讀你的身體訊號，聽起來好像很簡單，但其中牽涉到發炎這個因素。發炎是個重要的休息訊號，告訴我們身體已經受損或受到感染，必須優先動用現有的能量來復原。但就像前文討論過的，身體明明沒毛病，但是杞人憂天的瞎操心，卻會產生壓力並促進發炎。這就是為什麼心理壓力會令身體如此疲累，並讓我們沒心情跳舞、跑步或做任何體能活動，在這些情況下，發炎讓我們誤以為身體需要休息，但身體真正需要的卻恰恰相反 —— 動起來。

處理跟壓力有關的疲倦，有兩種選項，而且都跟動有關。

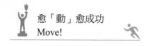
做一些高強度的運動

激烈的體能活動會短暫提高血中發炎標記的濃度,雖然聽起來像件壞事,但是別忘了,唯有對它置之不理,發炎才會成為問題。

發炎標記短暫飆高會給身體一個非常清楚的訊號,它現在需要「滅火」,以免事態擴大,所以你不妨把它想成是催促身體的免疫系統展開清掃活動。

從事溫和的活動

例如散步、打太極拳、做瑜伽,或是靜坐調息,來駭進壓力反應以降低發炎情況,並透過迷走神經傳送一切安好的訊息。不論你偏愛哪一種舒壓運動,它都能讓你不再想睡,並讓你的身體更快回復健康平靜,快到你根本來不及說服自己是太累了所以動不了。

以上種種情況顯示,**現代的「疲倦之亂」有一部分要歸咎於缺乏運動,另一部分則要歸咎於缺乏適當的休息。**所以必須雙管齊下,只設法解決其中一個問題而忽略另一個問題,那你的整體福祉就只改善了一半。我們必須透過

運動讓自己獲得平靜，而且**唯有從平靜出發，我們才能動得對動得好**。

有種休息叫「動一動」

- **獨處**：抽出時間用心體會你的內在感受，弄清楚你需要哪種休息，究竟是身體還是心累了，抑或身心皆需要休息。溫和的正念動作，例如伸展或調息，都會有幫助。

- **別休息一整天**：根據研究顯示，休息超過 5、6 小時就會感到無聊，反倒會壓力上身。

- **運動也是一種休息**：休息不一定是不動，讓身體動起來，其實是讓紛亂的心獲得休息的最佳方法之一。認真動一動你就不會想睡了，不喜歡激烈運動的人，可以選擇放慢步調，並讓你的心自由翱翔。

結語
要活就要動

「無為則無獲。」

——阿爾伯特·愛因斯坦（Albert Einstein），

猶太裔美籍物理學家

新冠疫情下，更需要動一動

提出科學證據顯示身體多動與心靈安寧息息相關是一回事，親身經歷則是另外一回事。即使我曾經對於運動與心理健康的關聯有過一絲懷疑，那麼 2020 年因為新冠肺炎疫情爆發而被「關在家裡」那幾週（不巧正碰上本書的後期階段）的作息情況，確實讓我心服口服不再鐵齒。

之前，我們一家三口從來不曾那麼確切地感受到運動及新鮮空氣對心情的影響，也不知道當過往的正常生活一去不復返，而且世界變得既可怕又詭異時，我們還能保持一心不亂嗎？

　　答案很快便揭曉了，如果我們一早就跟著英國健身教練喬・威克斯（Joe Wicks）的 YouTube 線上體育課展開新的一天（而非穿著睡衣滑手機），那麼我兒子在家自學、我每天寫 500 字這兩個目標，通常就能順利達成，在跳床上跳一跳，則是結束一個科目轉換到另一個科目的好方法。

　　這樣的生活結構，為緊繃的能量與沮喪的心情，提供了一個發洩的出口，並且重新啟動我們的專注力。枉費我多年來努力養成的寫作習慣，效果還不如在跳床上跳一跳，可惜我之前居然從未想過能這麼做。

　　隨著日子一天天過去，我們全家慢慢領悟到，要是我們反其道而行，把國家許可的外出運動放風時間，拖到晚一點才動身時，大家的心情往往都很差。但不論之前我們吵得多凶或有多生氣，只要開始動起來，一起散個步或是騎自行車，最後就一定能開懷大笑並且言歸於好。

　　封城的日子雖難熬，但是在許多方面卻是一個禮物，它提供了一個縮影，讓我們看到久坐生活必須在精神與情緒上付出高昂的代價，同時也展示了，只要抓準時機動一動身體，焦慮和憂鬱的心情就會煙消雲散。當你一天只能外出放風一次（英國的規定），放風前與放風後的情緒差

異，就更加明顯了。

我在書中採訪的人，卻完全不需要隔離就明白這個道理，他們很早就過著身動心靜的日子。我撰寫本書的目的，就是想把他們的經驗，**結合科學界對於運動影響心靈的了解，來說服我自己及其他人，想要追求健康、快樂的幸福人生，必須奉行「要活就要動」的原則。**

我的做法是把「身體動起來會對心靈造成什麼影響」這個問題拆解成幾個部分，並逐一找出它們的答案。雖然這正是西方醫學長年來被全人醫療界詬病之處，但我並不打算為此道歉——因為想要弄清楚事情的來龍去脈，這是非常重要的第一步。不過要如何將它落實在日常生活中，卻必須把以上所有的部件重新組合起來，並歸納出一些有用的建議，才能把我們現在已經知道的道理付諸實踐。

首先，我會探討我跟科學家及專業運動好手的訪談對話中，反覆出現的議題，這類話題其實還不少，有時不禁令我感覺到，大家的做法雖然不同，但其實是在做同一件事，因為改變心境的運動雖然形式不同，卻都是試圖撥通相同的身心熱線。只要做對了，你就可以隨心所欲地動，並獲得相同的益處。

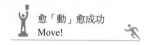
發揮影響力的運動要素

不論你打算擬定什麼樣的運動計畫，都必須包含以下幾項要素：

對抗地心引力

忘掉健身房裡那些看起來很花俏的健身設備，人體的天生構造自帶對抗地心引力的功能。讓骨頭負重的運動，能刺激骨鈣化素從骨骼釋放出來，從而提升記憶力與整體認知能力，還能降低焦慮。

不論是運動或休息，只要能運動到你的核心肌群，像是跪姿運動、深蹲，不倚靠椅背挺直腰桿坐著，就能讓你擁有強大的壓力反應，還能讓腹肌變得結實。而且當你以對抗地心引力的方式在運動時，會使腳底受到壓力，促使血液更有效率地流經全身，進而讓大腦獲益。

運動還能強化肌肉，提升自信心與自尊心，向前移動能把你的身心帶往更棒的地方。

獲得同步化

人類是群居的動物，運動提供一個我們與他人建立聯繫的有力方式，尤其是團體一起活動的時候。大腦成像研究顯示，當學生以團體的形式一起合作時，他們的腦波模式會開始同步化。

早期的研究也發現，當大家一起跳舞時，也會發生同樣的情況。我們已知隨著音樂舞動，能讓每個人的大腦隨著節拍同步化，而且一起舞動會模糊「自己」與「他人」的界限，讓大家更樂於合作。所以大家一起做一些同步化的運動，例如跳舞、擊鼓、打太極拳，或是參加團體運動班，其實是很棒的。

上述這些活動全都在做相同的事──讓我們覺得與他人是有關聯的。如果你是孤單一人欠缺歸屬感，不妨讓身體隨著音樂的節奏自然而然地搖擺起來（就算只是跟著點頭也行），都能拉近彼此的距離讓世界變得更緊密。

按與生俱來的方式動

你不必游泳渡河、爬樹摘果子或是投擲武器抓兔

子，只須讓你的身體按照天生的方式去動，你就會覺得非常開心。愈來愈多證據顯示，筋膜、伸展與活動性（mobility），跟免疫系統的健康息息相關，所以讓身體全方位地動起來，能讓體液在體內正常流動，發炎就無法蠢蠢欲動，心情也就不會變差。

你可以選擇做一些比較輕柔緩慢的運動，例如游泳，或是好好地伸展關節做好運動前的暖身準備。也可以從事較具爆發力的運動，像是跑步、跳躍與投擲標槍，這類運動能夠一口氣釋放出身體儲存的能量與積累的怒氣。

遇到壓力時，不妨好好運用人類擅長的投擲技能，它也是一種舒壓的好方法。如果你沒養狗，不能跟牠玩「我扔（球或飛盤）你撿」的遊戲，也不喜歡打棒球或板球，現在市面上有一些場館讓人練習扔斧頭[*]，不妨試試看，說不定也能幫你舒壓。

用鼻式呼吸

這並不是什麼新的瑜伽動作，而是以每分鐘 6 次的頻

---

[*] 美國出現的一項新潮運動。

率運動你的橫隔膜，不過只能用鼻子呼吸。

不論你用什麼樣的頻率呼吸，也不論你是否為了提高警覺性而專注於呼吸，只要稍微放慢你的呼吸頻率就能讓你放鬆，若是把呼吸頻率調慢，則能讓你進入意識的變化狀態。但重點是只能用鼻子呼吸，因為這樣才能讓你的腦波與呼吸同步，從而提供一條捷徑通往意識的變化狀態。

再者，有證據顯示，透過深深吸氣來提高身體的血氧濃度，也有助於提升專注力和記憶力。反之，用嘴巴呼吸非但沒有這些好處，還會導致口臭與蛀牙。

讓身心合一

所有關於透過運動提升身心整體福祉的研究，幾乎全數都主張把心跟腦分家，並讓心回歸到身體。這個做法之所以行得通，是因為把焦點放在身體，會迫使你專注於當下，並留意身體的感覺，因為它們會告訴你應該採取什麼行動。

愈來愈多研究開始揭露，專注於身體的運動能夠提供許多跟高強度運動相同的效益，而且不論年紀或身體狀況人人都可以做到。

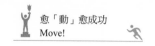
　　所以任何運動計畫，都必須包括以傾聽身體為目標的緩慢、安靜且刻意的動作。有些人可能會覺得這聽起來有點空靈，但是你必須提醒自己，你是一頭身心合一的野獸，所以只單獨鍛鍊身體或心靈是行不通的。

解放你的心

　　把心從身體解放出來，除了「存在」不做他想，這個觀點與「體感」派的主張恰恰相反。拜腦波同步之賜，節律性動作（rhythmic movements）成了解放心靈的利器。當我們把注意力全部放在音樂的節拍上，身體會不自覺地隨著節拍舞動起來，讓心靈暫時擺脫身體的束縛。因為隨節拍起舞會產生類似進入幻境的效應，所以在化學藥物問世前，人們就是靠這招來擺脫煩心事的。

　　至於跑步或走路，或是任何一種帶有重複性的節律運動，例如騎自行車、滑雪，或是不必思考就能做得很好的事，其實就跟其他任何一種形式的休息一樣，對於我們的整體健康福祉是很重要的。

　　這是獲得天馬行空創意最方便的方法，因為靈光乍現式的創意，通常只會在最不方便的時候，例如洗澡或睡意

朦朧間才會出現。你不妨在獨處時放飛你的心,讓它悠遊
於天地間,五花八門的想法往往會自然湧現。.

從運動中學習

　　當彼得‧羅威特把舞蹈技巧應用於閱讀後發現,運動
不僅能提升身體的素質,還能養成新的思考方式。我們常
把學習跟坐著念書畫上等號,但其實在運動中學習才是人
類天生的學習方式。讓身體做他們本來該做的運動,就能
為我們的心靈開啟理解世界的新方式,並了解我們能從中
獲得什麼。

　　不論你從運動中獲得什麼,運動讓你感受到自己是強
壯與敏捷的,而且有能力掌控自己的身體,這不但是自信
與信念的來源,也是消除焦慮的最佳解藥,更是讓身心安
寧健康的捷徑。不論你是如何達到那樣的境界,只要你對
自己的身體有信心,相信它能應付生活中的任何挑戰,那
就不枉費你付出那麼多的時間和精力鍛鍊身體了。

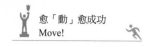
再忙，也要找出時間運動

現在要來聊聊困難的部分——如何找出時間鍛鍊身心？既然我們每個人都忙得不可開交，說不定最簡單的運動方法，就是放棄找時間運動的想法，而是在日常生活中更頻繁地動。

其中一個方法就是向人瑞取經，從他們身上汲取靈感。長壽的人不像一般人四體不勤，連帶使體能、生理與認知都跟著衰退。世界上有 5 個長壽區，那裡的百歲人瑞是別處的十倍，分別是義大利的薩丁尼亞島（Sardinia）、希臘的伊卡利亞島（Ikaria）、日本的沖繩、哥斯大黎加的尼科亞（Nicoya），以及加州的洛馬林達（Loma Linda）。這幾個地方的居民較少發生失智與心理健康方面的問題，更重要的是，他們很少久坐不動。

但他們也很少從事所謂的「運動」，他們的日常生活都是做些打理花園、採集食物與散步之類的低度活動，而這正是最符合人體構造的活動。坦尚尼亞的哈札人是當今碩果僅存依靠狩獵與採集維生的族群，他們跟人類的祖先很像，也是不「運動」的。他們的男性一天平均要走 11.5 公里，用弓箭打獵，爬樹採蜜。女性一天要走 6 公里，並

用一根削尖的木棍從土裡挖掘薯類。[1] 這工作雖不簡單，但算不上是高強度的間歇運動。

演化人類學家赫曼・龐澤（Herman Pontzer）的研究顯示，哈札人每天消耗的卡路里跟一般西方人差不多。但他們的卡路里全用在「刀口」上，他們深蹲並不是為了要燃燒體脂，而是想要休息一下，但又不想弄髒屁股。而且他們的腿根本不會痛，因為他們很習慣蹲著。他們的壽命跟我們一樣長，卻比我們健康，而且近期的一項研究特別提到：「他們看似比來訪的西方科學家更快樂。」[2]

那麼，這種一整天動來動去的低強度活動，似乎頗為接近理想的身心狀態——不但替心理與身體的齒輪好好地上了油，而且讓血液、淋巴及其他體液全都在體內正常運行，為我們的思考、感覺與運動提供良好的支持。

但問題是它並沒那麼容易辦到，大多數人幾乎一整天都坐著：坐車到公司上班、在辦公室坐著工作一整天，下班回到家後再次癱坐在沙發上。

那我們究竟該怎麼做？一些比較先知先覺的行業，已經出現立式辦公桌，甚至是連接跑步機或運動自行車的辦公桌，有些公司採取走動式會議，但除非你是公司高管有資格推動此事，況且也得是不需記錄的會議才適合。至於

選擇站著看電視，或是在播廣告時起身走動，要是你能堅持超過一個晚上，那你的意志力已經強過我了。

要改變長久養成的習慣是很困難的。在劍橋大學專攻行為改變的心理學家泰瑞莎‧瑪托（Theresa Marteau）最近告訴我，我們唯一能控制的環境就是自己的家。[3]心理學研究顯示，我們的很多決定是在睡覺時做出來的——那是對無意識線索的反應，而且是未經思考的。換言之，**要讓自己在日常生活中多動動，唯一方法就是改變你的居家環境，讓你忍不住想要多動動。**

其中一個選項就是不放家具，這個趨勢在某些團體裡非常流行。全球各地的「好動」人士，正追隨運動大師凱蒂‧鮑曼的做法，把沙發換成在地板上放坐墊，還把餐桌的四條腿給鋸了，這樣他們就可以蹲或跪著（而非坐著）用餐。還有，如果你不喜歡這種「家徒四壁」感，你可以花數百美元買張設計師的桌子，高度恰好讓你能深蹲，或在上面再放一張正常的桌子，把它變成一張立式辦公桌。

但除非你真的打定主意那麼做，否則沒必要這麼費事。話說回來，花更多時間在地板上說不定是件好事，理由很簡單，蹲或跪久了，你總得站起來，每次起身就像是用雙腿頂起全身的重量，這肯定能讓雙腿變得更有力。一

天當中經常上躥下跳也能改善平衡，並延緩中年時期穩定度逐漸流失的窘境。

如果你是在家工作，不管是要大動小動，還是坐在地板上，或甚至蹲在你的電腦前面，都可以隨心所欲不必顧忌，不必擔心有人對你投以異樣的眼光。前文說的這些事情我全做過，而且因為我的身高僅有 150 公分，坐在椅子上兩腳根本搆不著地，只好把腳放在屁股下面，所以時不時就會因為腳麻而變換位置。

跟大家分享一個經驗談，近期有個關於久坐行為與健康的研究指出，要是你無法像我這樣動來動去，而且你的工作性質就是要久坐，那你最好每工作 30 ～ 45 分鐘就要起身動一下。[4] 還有，一般人的閱讀速率為每分鐘 250 字，那意謂著每讀 10 頁就該站起來伸展一下雙腿或是跳一跳。切記，**即便你會定期運動，整天坐著對你的健康還是不利的。重點不是做更多運動，而是逮到機會就動一動，而且要經常動。**

MovNat 的工作人員想出了「運動點心」（movement snacks）吃到飽，並建議大家一整天隨時取用。它們就像吃的零食，你所有的努力會在不知不覺間累積起來，而且在你察覺之前，你的身體就已經出現可測量出來的改

善了。獲得 MovNat 認可的運動零食，包括四肢爬行，或從臉朝上的螃蟹姿勢、不用手從地板上起身（並再次倒下）、金雞獨立，或是靠十支手指讓自己吊在門框上。只要是能讓你站起動一動的都算是運動零食。

只要你經常起身動一動、繞著附近的街道走一走，或許再做點家事或是弄弄園藝，這樣差不多就夠了。所謂在生活中盡量多動，並不是要拚命塞進更多的活動，甚至可以減少上健身房的時間（因為很多人是為了取得更好的綜合成果而上健身房）。它的附帶好處是擺脫心中不停催促你去冥想以提升專注力與改善心理健康的嘀咕聲。因為當你更常關注自己的身體，你就能活在當下，並擺脫紛亂的想法。要是你能把運動當成日常生活中的基本要件，你就再也不會為了沒動而產生罪惡感了。

附錄
全民動起來宣言

　　我真心相信本書中所寫的那些發現，不僅能改善我們個人的健康，還能讓整個社會變得更好。

　　有愈來愈多人正在學習與教導各種動起來的方式，而且各科學領域的研究也顯示為什麼我們應該要多動。然而擺在眼前的事實卻是，再多的知識與鐵證如山的事實，未必能促使人們改變，以目前的情況而言，我們距離過著一種「多動以養心」的理想生活還有好長一段路要走。

　　儘管世界各地有許多很棒的計畫正在進行，但不可否認的是，許多原本可以獲益的人，卻無法得到實現目標的必要資源。要把「多動」重新帶回人們的日常生活當中，需要投注相當的時間、金錢和精力。所以我要在這裡提出來，我認為最需改變的地方，以及有力人士該如何促成此事以利益眾生。

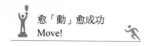

率先培養活潑好動的下一代

19世紀的美國社會改革家費德里克·道格拉斯（Frederick Douglass）曾說：「打造強壯的孩子要比修補孱弱的成人容易些。」當代心理學也認同這樣的觀點。由此可知，想要讓大家重拾多動的生活方式，首先要認清我們已經疏於鍛鍊身體好長一段時間了，必須趕緊開始投注相當的資源，避免下一代子孫重蹈久坐少動的覆轍。

現今有多達兩成的年輕人有心理健康方面的問題，再加上研究業已證實內感受在發展情緒素養上的重要性，所以在學校中建立某種形式的正念動作（mindful movement）應是當務之急。對於幼童不妨透過想像遊戲的方式進行，威斯康辛大學麥迪遜校區健康心靈中心的研究人員近期做了一項實驗，要求4、5歲的幼童想像自己是某種動物，並模仿該動物（一頭大象或一隻小蝸牛）的移動方式。

當他們用動物的方式移動時，老師會適時引導他們注意自己身體的感覺，例如他會問幼童：「你能感覺到你的呼吸充滿整個蝸牛殼嗎？」或是「你能用力憋住你的象鼻子不讓水流出去，等一下子再讓它流出去？」對於孩子來

說，這只是一個很有趣的遊戲，但其實遊戲的影響力不容小覷。

威斯康辛大學的團隊於 2015 年將他們的研究成果在發表《發展心理學》（*Developmental Psychology*）期刊上，報告中指出，這些干預以及其他以正念動作為本的訓練，讓孩子們的利社會行為與情緒發展，比控制組的孩子獲得更大的改善，甚至連學習成績也提高了。[1]

至於 7 ～ 11 歲的小學生，似乎不適合這個方法。但其實正念動作所產生的效應，對這個年齡層的孩子更為重要，因為他們開始要迎向一個更複雜的社交世界，並且已經更能夠靠自己的能力解決問題。

對於這個年紀的孩子，不妨透過武術或瑜伽為主的課程，或甚至是馬戲團的雜技或是跑酷這些較特殊的方式，來教他們如何理解自己的身體。至於基本的體育技能，例如如何善用自身的體重扔出力道更強的球，當然也可以把正念動作當做媒介教給孩子們。

但不論是引進專業教師來教學，或是把它當成體育課的一部分，顯然都需要給予相當的投資。還有，我們應該用新的眼光看待學校的體育課。在英國體育課雖是必修，而且專家建議每週至少應有兩小時的上課時數，但校方卻

總是會挪用體育課的上課時間。[2] 每週只上兩小時的體育課其實已經少的可憐，卻還是有三分之一的中學拚命縮減體育課的時數，挪用來進行考前的補習。

美國則沒有全國通行的標準，身兼體育與健康教育老師的伊利諾州優良教師安迪・米恩（Andy Milne）感嘆，很多人認為沒必要把體育列為必修課，他指出：「要求縮減或刪除體育課時數的壓力愈來愈大，校方往往會以學科時間不夠，或是缺乏相關設備或師資為由，取消體育課。」

儘管運動不僅有益身體健康，對於認知與心理健康也很重要，但學校這種短視的做法著實令人擔心。拉夫堡大學（Loughborough University）的體育研究者喬・哈里斯（Jo Harris）便在 2019 年針對此事提出呼籲，主張體育也應被視為核心科目，跟英文、數學及科學受到同樣的重視。哈里斯指出：「體育是校園裡唯一一個關注身體的科目。」她還表示，體育能力應該「跟閱讀、寫作及算數能力一樣受到重視。」

學校除了應努力振興體育，還應該向伊蓮・韋莉（Elaine Wyllie）取經。擔任蘇格蘭某小學校長的她，深刻了解久坐不動的生活型態可能影響到孩童的生理與

心理福祉，於是在 2012 年推出「每日一哩[*]」活動（Daily Mile），鼓勵孩子們每天花 15 分鐘跑操場（慢跑或快跑都可以）。各班導師可以選擇何時做這件事，例如在孩子們看起來很無聊或特別浮躁時，就讓全班出去跑一跑，孩子們可以自行決定跑速，並且跑的時候可以隨心所欲地發出噪音。

迄今「每日一哩」活動已推廣至一萬一千所學校，參與的孩童數已超過兩百萬人。2020 年有項針對五千多名定期從事此項活動的孩童所做的研究發現，他們在認知與健康測試的得分，皆高於另外兩組孩童：其一是從事強度較高的多階段折返跑測試運動（Multistage Shuttle Fitness Test），其二則是在戶外站 15 分鐘。[3]

有些人可能會感到不解，孩子本來就該有遊戲時間，為什麼還要等大人叫他們去跑呢？答案頗令人洩氣，因為現在已經不像過去，一定會有下課休息的時間。以美國而言，有高達四成的學區從 2000 年起就開始縮短課間休息時間。[4]

美國疾管局估計，學校平均一天只有 27 分鐘的課間

---

[*] 約 1.6 公里。

休息時間*，有些學校（包括某些小學）根本沒排課間休息時間。[5] 英國的情況也差不多，約 85％的小學、大約 50％的幼兒園，都已取消下午的遊戲時間，連午餐時間也比以前縮短。

帶領團隊完成上述研究的心理學家艾德·拜恩斯（Ed Baines）指出：「孩童根本沒有足夠的時間排隊取餐與吃午餐，更別提有時間做其他事情，例如社交、體能活動或是做自己選擇的活動。」[6]

相較之下，芬蘭的孩童每上課 45 分鐘，就有 15 分鐘的休息時間，總計一天的休息時間超過一小時。芬蘭的老師都會鼓勵孩子們在休息時間盡量從事體能活動，而他們某些科目的學業表現也在全球名列前茅。

不論你怎麼看待此事，但多動對孩童就是件好事，而且不單是情緒和體能上受益，就連學業上也是；所以我們必須扭轉體育不受重視的局面，而且愈快愈好。

---

* 台灣多數國、高中生須早上 7:30 到校早自習，且有許多學生參加第八節課，至下午 17:00 放學，在校時間約 9.5 小時，而每堂課間下課休息時間約 10 分鐘。

採取身體運動的治療方法

光用嘴巴鼓吹體能活動對心理健康有益是一回事，但如何將它變成標準的治療方案卻是另外一回事。在現今這個腦力掛帥的世界裡，若真心想要改善我們的心理健康，讓大家親身體驗到想法並非通往感情的唯一途徑，是非常重要的。

在此我要先聲明，我完全沒有要反對服藥、冥想或談話療法的意思，因為這三種方法都曾在某段時期幫助過我。我只是認為在掌控心靈這個領域，以運動身體為導向的治療方法，應該取得與前述三種療法相同的地位，而且同樣需要經過醫生開立處方。

對於有就醫需求的人，目前坊間已經有很多很棒的機構，例如有些英國醫生會開立「綠色健身房」（Green Gyms）處方，這是由志工經營的保育專案，目標是透過環保活動來改善身心健康。最新的數據顯示，全英國大約有一百多個類似的專案，而且根據非正式的報導指出，參與者表示他們的身心健康皆獲得改善，且心理疾病的症狀獲得緩解。

由於談話療法所費不貲，等候名單很長，而且美國的

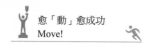

保險並不給付，所以綠色健身房計畫是非常重要的。鍛鍊
力氣、伸展身體、跳舞及控制呼吸，都已經獲得研究證實
對於心理健康是有幫助的。

這些活動可以透過團體進行，而且效果其實更好，一
次可以照顧到各個層面的心理健康。現在醫界及相關的出
資單位，應該體認到運動的重要性，別再把運動當成可有
可無的選項，而且應該對運動療法提供相當的資金奧援。

這對有學習困難的人來說不啻是一大福音，因為在特
殊教育的環境中，大家都非常理解運動與身體體驗的價
值，所以核心運動、課間休息的體能活動，以及感覺覺察
（sensory awareness），都是他們上課內容的一部分。

由於這麼多有特殊需求的孩童，都是在日益輕忽運動
的主流教育體系中受教，所以急需改善的空間，而且運動
療法若是能獲得更多經費的奧援，就連有特殊需求的成人
也能受益。慈善機構與草根組織在這方面做得很好，但是
因為各區域的法規並不相同，造成資金取得不易。既然我
們已經見識到運動能提升身心兩方面的健康，我衷心期盼
未來會有更多專業人士加入特殊運動療法的行列。

運動是生活必需品，及早開始

　　大家都已是成年人，所以根本沒有我在這裡指點大家該怎麼做的餘地。但我還是要提醒大家，各項研究皆顯示，成年期（尤其是中年期）停止運動是最不利的。我們的身體與心靈皆有「用進廢退」的特質，中年人對於這點肯定特別有感：人到中年，身體的肌肉、骨骼與大腦的備用容量消耗得特別快，你若不好好把握時間趕緊鍛鍊，日後再懊悔就來不及了。

　　天底下並沒有一套適合所有人的運動方法，對我而言很有效的運動，對你來說可能無聊得要命，反之亦然。但如果你能從前文列舉的類別中找到適合你的運動，至少不會「踩雷」。大家只須明白，讓身體動起來是生活必需品而非奢侈品。

　　身體多動能提振心情，並提高專注力，讓你能快快把無聊的事情做完、而且做得更好。每天經常動一動就不會那麼容易崩潰，因為它能紓解壓力並提醒你自己是誰。運氣好的話，它還能讓你存下一些「老本」，讓你的老年生活過得更健康更快樂。

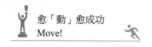
銀髮族也要動一動

迫切需要運動干預的最後一個族群是銀髮族。銀髮族之所以一整天八成的時間都是坐著,多半是受制於體力不佳與社會因素。但只要是在體力允許的範圍內活動,都會改善身體、心理與情緒健康,研究已經證實跳舞能緩解帕金森氏症患者的身體與情緒症狀,跳舞同樣對失智症患者有利,它能排除他們的失落孤寂感,取而代之的是身為群體一分子的安心與熟悉感。

太極拳、散步、園藝及坐著運動的課程,也是改善銀髮族的體力、平衡感與自信心的好方法。雖然這一點已經一再被證實了,但是為銀髮族提供服務的機構仍舊缺乏足夠的資金挹助,並且往往是靠著慈善機構在維持。

我最敬佩泰瑞・瓦斯尼克的做法,他主持了一些銀髮族的團體活動課程,內容居然包括霹靂舞,他告訴我:「雖然我沒有資金的奧援,無法為他們做很多事,但至少我能帶著他們練習做一些運動。」

最後,我希望我已經成功說服大家,不論你的年齡與生活狀況,只要你肯抽出時間動一動,哪怕只是幾分鐘,那麼所有問題都能迎刃而解,而且所有事情都會變好。

　　我的話就說到這裡啦，待會廚房裡還有一場舞會派對
等著我開舞！

謝辭

撰寫本書的想法是在某次遛狗途中萌芽的，而它最終能夠開花結果與大家見面，則要歸功於耐心傾聽我漫無邊際說話的人，並且熱心分享他們的知識與經驗，還鼓勵我更深入探討的各界人士。我要特別感謝我的經紀人彼得・塔拉克（Peter Tallack），這本書能夠問世，多虧他使命必達的頑強意志，以及在早期提供不少重要的指教。

我還要感謝本書的編輯埃德・萊克（Ed Lake）與約翰・格林（John Glynn），他們在本書的寫作與編輯期間，自始至終都給予我很多的支持並不斷為我加油打氣。還要謝謝馬修・泰勒（Matthew Taylor）不厭其煩地潤飾文稿。

感謝各位科學家們抽空見我，並大方分享他們的作品，還為我詳細說明與解答疑惑，本書才能呈現出如此豐富的內容。

我還要感謝彼得・史崔克、彼得・韋恩、艾瑞克・坎德爾、吉拉德・卡森提及蕾貝卡・巴恩史代普，好心讓我參觀他們的實驗室與辦公室，並且非常慷慨地分享他們的

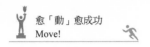

專業知識。

感謝伊蓮娜・朗吉凡、丹尼斯・穆尼奧斯-維爾加（Dennis Muñoz-Vergara）、迪克・格林、彼得・羅威特、大衛・瑞奇林、雨果・克奇利、傑西卡・埃克爾斯（Jessica Eccles）、尼爾・陶德、彼得・賈納塔、米卡・艾倫、理查德・鄧恩（Richard Dunn）、大衛・萊文塔爾（David Levinthal）及伊麗莎白・布羅德本特（Elizabeth Broadbent），與各位的精采訪談令我獲益良多。

本書的另一批功臣是以下幾位人士，他們不僅與我分享精采的故事和經驗，而且還幫助許多人透過運動改變人生。馬可斯・史卡特尼、泰瑞・瓦斯尼克、傑宏・哈托尼、夏勒斯・喬艾斯、哈米甚・亨德利（Hamish Hendry）、安迪・米恩、戴爾青年拳擊俱樂部及凱文・艾德華・特納與他的舞蹈團，感謝你們的協助，祝願各位的工作與善行能夠順利進行下去！

最後，我要感謝我的朋友和家人，謝謝你們對我的包容，以及不時詢問：「書寫得怎麼樣啦？」雖然你們明知我會絮絮叨叨地說個不停卻還是勇敢地問候我。安娜（Anna）、威爾（Will）和喬治（George），謝謝你們在波士頓的包容。

　　謝謝伊恩（Iain）和傑斯（Jess）在紐約對我們的照顧。最後，我要謝謝喬恩（Jon）、山姆（Sam）和詹戈（Jango），我最愛的三個小毛頭，謝謝你們明知我忙得焦頭爛額卻還是逼我站起來跟你們出去動一動。要不是你們三人的幫忙，我一個人肯定是成就不了任何事的。

參考文獻

前言

1. Hoffmann, B., Kobel, S., Wartha, O., Kettner, S., Dreyhaupt, J., and Steinacker, J. M., 'High sedentary time in children is not only due to screen media use: a cross-sectional study', BMC Pediatrics, 2019, vol. 19(1): 154.

2. Harvey, J. A., Chastin, S. F., and Skelton, D. A., 'How sedentary are older people? A systematic review of the amount of sedentary behavior', Journal of Aging and Physical Activity, 2015, vol. 23(3): 471–87.

3. Bakrania, K., Edwardson, C. L., Khunti, K., Bandelow, S., Davies, M. J., and Yates. T., 'Associations between sedentary behaviours and cognitive function: cross-sectional and prospective findings from the UK biobank', American Journal of Epidemiology, 2018, vol. 187(3): 441–54.

4. Colzato, L. S., Szapora, A., Pannekoek, J. N., and Hommel, B., 'The impact of physical exercise on convergent and divergent thinking', Frontiers in Human Neuroscience, 2013, vol. 7: 824.

5. Smith, L., and Hamer, M., 'Sedentary behaviour and psychosocial health across the life course', in Sedentary Behaviour Epidemiology, ed. Leitzmann, M. F., Jochem, C., and Schmid, D.,

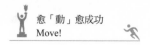
Springer Series on Epidemiology and Public Health (New York: Springer, 2017).

6. Teychenne, M., Costigan, S. A., and Parker K., 'The association between sedentary behaviour and risk of anxiety: a systematic review', BMC Public Health, 2015, vol. 15: 513. Zhai, L., Zhang, Y., and Zhang, D., 'Sedentary behaviour and the risk of depression: a meta-analysis', British Journal of Sports Medicine, 2015, vol. 49(11): 705–9.

7. Smith and Hamer, 'Sedentary behaviour and psychosocial health across the life course'.

8. Haapala, E. A., Väistöa, J., Lintua, N., Westgate, K., Ekelund, U., Poikkeus, A.-M., Brage, S., and Lakka, T. A., 'Physical activity and sedentary time in relation to academic achievement in children', Journal of Science and Medicine in Sport, 2017, vol. 20: 583–9.

9. Biddle, S. J. H., Pearson, N., Ross, G. M., and Braithwaite, R., 'Tracking of sedentary behaviours of young people: a systematic review', Preventive Medicine, 2010, vol. 51: 345–51.

10. Falck, R. S., Davis, J. C., and Liu-Ambrose, T., 'What is the association between sedentary behaviour and cognitive function? A systematic review', British Journal of Sports Medicine, 2017, vol. 51(10): 800–11.

11. Lynn, R., 'Who discovered the Flynn effect? A review of early studies of the secular increase of intelligence', Intelligence, 2013, vol. 41(6): 765–9.

12. Dutton, E., der Linden, D., and Lynn, R., 'The negative Flynn

Effect: a systematic literature review', Intelligence, 2016, vol. 59: 163–9.

13. Lynn, R., 'New evidence for dysgenic fertility for intelligence in the United States', Social Biology, 1999, vol. 46: 146–53.

14. Rindermann, H., and Thompson, J., 'The cognitive competences of immigrant and native students across the world: an analysis of gaps, possible causes and impact', Journal of Biosocial Science, 2016, vol. 48(1): 66–93.

15. Ng, S. W., and Popkin, B. M., 'Time use and physical activity: a shift away from movement across the globe', Obesity Reviews, 2012, vol. 13: 659–80.

16. Claxton, G., Intelligence in the Flesh: Why Your Mind Needs Your Body Much More Than It Thinks (New Haven, CT: Yale University Press, 2015).

第 1 章

1. Llinás, R. R., I of the Vortex: From Neurons to Self (Cambridge, MA: MIT Press, 2001).

2. Barton, R. A., and Venditti,C., 'Rapid evolution of the cerebellum in humans and other great apes', Current Biology, 2014, vol. 24: 2440–44.

3. Halsey, L. G., 'Do animals exercise to keep fit?', Journal of Animal Ecology, 2016, vol. 85(3): 614–20.

4. Lieberman, D. The Story of the Human Body: Evolution, Health and Disease (New York: Pantheon Books, 2013).

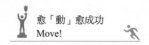

5. Raichlen, D. A., and Alexander, G. E., 'Adaptive capacity: an evolutionary neuroscience model linking exercise, cognition and brain health', Trends in Neurosciences, 2017, vol. 40 (7): 408–21.

6. Osvath, M., 'Spontaneous planning for future stone throwing by a male chimpanzee', Current Biology, 2007, vol. 19(5): 190–91.

7. Raby, C. R., Alexis, D. M., Dickinson, A., and Clayton, N. S., 'Planning for the future by western scrub-jays', Nature, 2007, vol. 445: 919–21.

8. Held, R., and Hein, A., 'Movement-produced stimulation in the development of visually guided behavior', Journal of Comparative and Physiological Psychology, 1967, vol. 56 (5): 872–6.

9. O'Regan, J. K., Why Red Doesn't Sound like a Bell (New York: Oxford University Press, 2011).

10. Humphrey, N., 'Why the feeling of consciousness evolved', Your Conscious Mind: Unravelling the Greatest Mystery of the Human Brain, New Scientist Instant Expert series (London: John Murray, 2017), pp. 37–43.

11. Craig, A. D., 'How do you feel – now? The anterior insula and human awareness', Nature Reviews Neuroscience, 2009, vol. 10(1): 59–70.

第 2 章

1. http://darwin-online.org.uk/EditorialIntroductions/vanWyhe_ notebooks.html

2. Raichlen, D. A., and Alexander, G. E., 'Adaptive capacity: An

evolutionary neuroscience model linking exercise, cognition and brain health', Trends in Neurosciences, 2017, vol. 40(7): 408–21.

3. Raichlen, D. A., Foster, A. D., Gerdeman, G. L., Seillier, A., and Giuffrida, A., 'Wired to run: exercise-induced endocannabinoid signaling in humans and cursorial mammals with implications for the "runner's high"', Journal of Experimental Biology, 2012, vol. 215: 1331–6.

4. Lee, D. Y., Na, D. L., Seo, S. W., Chin, J., Lim, S. J., Choi, D., Min, Y. K., and Yoon, B. K., 'Association between cognitive impairment and bone mineral density in postmenopausal women', Menopause, 2012, vol. 19(6): 636–41.

5. Berger, J. M., Singh, P., Khrimian, L., Morgan, D. A., Chowdhury, S., Arteaga-Solis, E., Horvath, T. L., Domingos, A. I., Marsland, A. L., Yadav, V. K., Rahmouni, K., Gao, X.-B., and Karsenty, G., 'Mediation of the acute stress response by the skeleton', Cell Metabolism, 2019, vol. 30: 1–13.

6. https://www.ambrosiaplasma.com

7. https://www.fda.gov/BiologicsBloodVaccines/SafetyAvailability/ucm631374.htm

8. https://onezero.medium.com/exclusive-ambrosia-the-youngblood-transfusion-startup-is-quietly-back-in-businessee2b7494b417

9. Source: aabb.org (Blood FAQ: 'Who donates blood?' [accessed 16 August 2020]).

10. Lakoff, G., and Johnson, M., Metaphors We Live By (Chicago, IL: Chicago University Press, 1980).

11. Miles, L. K., Karpinska, K., Lumsden, J., and Macrae, C. N., 'The

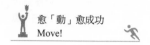
meandering mind: vection and mental time travel', PLoS One, 2010, vol. 5(5): e10825.

12. Aksentijevic, A., and Treider, J. M. G., 'It's all in the past: deconstructing the temporal Doppler effect', Cognition, 2016, vol. 155: 135–45.

13. Yun, L., Fagan, M., Subramaniapillai, M., Lee, Y., Park, C., Mansur, R. B., McIntyre, R. S., Faulkner, G. E. J., 'Are early increases in physical activity a behavioral marker for successful antidepressant treatment?', Journal of Affective Disorders, 2020, vol. 260: 287–91.

14. Michalak, J., Troje, N. F., Fischer, J., Vollmar, P., Heidenreich, T., and Schulte, D., 'Embodiment of sadness and depression – gait patterns associated with dysphoric mood', Psychosomatic Medicine, 2009, vol. 71(5): 580–87.

15. Michalak, J., Rohde, K., Troje, N. F., 'How we walk affects what we remember: gait modifications through biofeedback change negative affective memory bias', Journal of Behavior Therapy and Experimental Psychiatry, 2015, vol. 46: 121–5.

16. Darwin, F., Rustic Sounds, and Other Studies in Literature and Natural History (London: John Murray, 1917).

17. Dijksterhuis, A., and Nordgren, L. F., 'A theory of unconscious thought', Perspectives on Psychological Science, 2006, vol. 1(2): 95–109.

18. Dijksterhuis, A., 'Think different: the merits of unconscious thought in preference development and decision making', Journal of Personality and Social Psychology, 2004, vol. 87(5): 586–98.

19. Chrysikou, E. G., Hamilton, R. H., Coslett, H. B., Datta, A., Bikson, M., and Thompson-Schill, S. L., 'Noninvasive transcranial direct current stimulation over the left prefrontal cortex facilitates cognitive flexibility in tool use', Cognitive Neuroscience, 2013, vol. 4(2): 81–9.

20. For a full account of this experiment see my previous book, Override (London: Scribe, 2017). Published in the US as My Plastic Brain (Buffalo, NY: Prometheus, 2018).

21. Oppezzo, M., and Schwartz, D. L., 'Give your ideas some legs: the positive effect of walking on creative thinking', Journal of Experimental Psychology: Learning, Memory, and Cognition, 2014, vol. 40(4): 1142–52.

22. Plambech, T., and Konijnendijk van den Bosch, C. C., 'The impact of nature on creativity – a study among Danish creative professionals', Urban Forestry & Urban Greening. 2015, vol. 14 (2): 255–63.

23. https://www.ramblers.org.uk/advice/facts-and-stats-aboutwalking/participation-in-walking.aspx

24. Bloom, N., Jones, C. I., Van Reenen, J., and Webb, M., Are Ideas Getting Harder To Find? Working Paper 23782, National Bureau of Economic Research, 2017. https://www.nber.org/ papers/ w23782

第 3 章

1. Barrett Holloway, J., Beuter, A., and Duda, J. L., 'Self-efficacy

and training for strength in adolescent girls', Journal of Applied Social Psychology, 1988, vol. 18(8): 699–719.

2. Fain, E., and Weatherford, C., 'Comparative study of millennials' (age 20–34 years) grip and lateral pinch with the norms', Journal of Hand Therapy, 2016, vol. 29(4): 483–8.

3. Sandercock, G. R. H., and Cohen, D. D., 'Temporal trends in muscular fitness of English 10-year-olds 1998–2014: an allometric approach', Journal of Science and Medicine in Sport, 2019, vol. 22(2): 201–5.

4. https://www.ncbi.nlm.nih.gov/pmc/articles/PMC5068479/

5. Damasio, A., The Feeling of What Happens: Body, Emotion and the Making of Consciousness (London: Vintage, 2000), p. 150.

6. Barrett, L., Beyond the Brain: How Body and Environment Shape Animal and Human Minds (Princeton, NJ: Princeton University Press, 2011), p. 176.

7. Damasio, The Feeling of What Happens.

8. Alloway, R. G., and Packiam Alloway, T., 'The working memory benefits of proprioceptively demanding training: a pilot study', Perceptual and Motor Skills, 2015, vol. 120(3): 766–75.

9. VanTulleken, C., Tipton, M., Massey, H., and Harper, C. M., 'Open water swimming as a treatment for major depressive disorder', BMJ Case Reports 2018, article 225007.

10. O'Connor, P. J., Herring, M. P., and Caravalho, A., 'Mental health benefits of strength training in adults', American Journal of Lifestyle Medicine, 2010, vol. 4(5): 377–96.

11. Roach, N. T., and Lieberman, D. E., 'Upper body contributions

to power generation during rapid, overhand throwing in humans', Journal of Experimental Biology, 2014, vol. 217: 2139–49.

12. https://youtu.be/HUPeJTs3JXw?t=2585 The crouch-somersaultcrouch segment happens at 43.05 mins.

13. Schleip, R., and Müller, D. G., 'Training principles for fascial connective tissues: scientific foundation and suggested practical applications', Journal of Bodywork and Movement Therapies, 2013, vol. 17(1): 103–15.

14. Bond, M. M., Lloyd, R., Braun, R. A., and Eldridge, J. A., 'Measurement of strength gains using a fascial system exercise program', International Journal of Exercise Science, 2019, vol. 12(1): 825–38.

15. https://uk.news.yahoo.com/brutal-martial-art-savedcomplex-114950334.html.

16. Van der Kolk, B. A., and Fisler, R., 'Dissociation and the fragmentary nature of traumatic memories: overview and exploratory study', Journal of Traumatic Stress, 1995, vol. 8(4): 505–25.

17. Janet, P., Psychological Healing: A Historical and Clinical Study (London: Allen and Unwin, 1925).

18. Rosenbaum, S., Sherrington, C., and Tiedemann, A., 'Exercise augmentation compared with usual care for posttraumatic stress disorder: a randomized controlled trial', Acta psychiatrica scandinavica, 2015, vol. 131(5): 350–59; Rosenbaum, S., Vancampfort, D., Steel, Z., Newby, J., Ward, P. B., and Stubbs, B., 'Physical activity in the treatment of post-traumatic stress

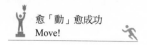
disorder: a systematic review and metaanalysis', Psychiatry
Research, 2015, vol. 230(2): 130–36.

19. Gene-Cos, N., Fisher, J., Ogden, P., and Cantrell, A., 'Sensorimotor
psychotherapy group therapy in the treatment of complex PTSD',
Annals of Psychiatry and Mental Health, 2016, vol. 4(6): 1080.

20. Ratey, J., and Hagerman, E., Spark! How Exercise Will Improve
the Performance of Your Brain (London: Quercus, 2008), p. 107.

21. Mukherjee, S., Clouston, S., Kotov, R., Bromet, E., and Luft, B.,
'Handgrip strength of World Trade Center (WTC) responders:
the role of re-experiencing posttraumatic stress disorder (PTSD)
symptoms', International Journal of Environmental Research and
Public Health, 2019, vol. 16(7): 1128.

22. Clouston, S. A. P., Guralnik, J., Kotov, R., Bromet, E., and Luft,
B. J., 'Functional limitations among responders to the World Trade
Center attacks 14 years after the disaster: implications of chronic
posttraumatic stress disorder', Journal of Traumatic Stress, 2017,
vol. 30(5): 443–52.

第 4 章

1. Phillips-Silver, J., Aktipis, C. A., and Bryant, G. A., 'The ecology
of entrainment: foundations of coordinated rhythmic movement',
Music Perception, 2010, vol. 28(1): 3–14.

2. Source: https://www.statista.com/statistics/756629/ dance-step-
and-other-choreographed-exercise-participantsus/#statisticContain
er

3. Aviva UK Health Check Report, spring 2014.

4. Hanna, J. L., 'Dancing: a nonverbal language for imagining and learning', Encyclopedia of the Sciences of Learning, ed. Seel, N. M. (Boston, MA: Springer, 2012).

5. Neave, N., McCarty, K., Freynik, J.,Caplan, N., Hönekopp, J., and Fink, B., 'Male dance moves that catch a woman's eye', Biology Letters, 2011, vol. 7(2), 221–4.

6. At the rock shelters of Bhimbetka in central India.

7. Winkler, I., Háden, G. P., Ladinig, O., Sziller, I., and Honing, H., 'Newborn infants detect the beat in music', PNAS, 2009, vol. 106(7): 2468–71.

8. Lewis, C., and Lovatt, P. J., 'Breaking away from set patterns of thinking: improvisation and divergent thinking', Thinking Skills and Creativity, 2013, vol. 9: 46–58.

9. Gebauer, L., Kringelbach, M. L., and Vuust, P., 'Everchanging cycles of musical pleasure: the role of dopamine and anticipation', Psychomusicology: Music, Mind, and Brain, 2012, vol. 22(2): 152–67.

10. Bengtsson, S. L., Ullén, F., Ehrsson, H. H., Hashimoto, T., Kito, T., Naito, E., Forssberg, H., and Sadato, N., 'Listening to rhythms activates motor and premotor cortices', Cortex, 2009, vol. 45(1): 62–71.

11. MacDougall, H., and Moore, S., 'Marching to the beat of the same drummer: the spontaneous tempo of human locomotion', Journal of Applied Physiology, 2005, vol. 99: 1164.

12. Moelants, D., 'Preferred tempo reconsidered', Proceedings of the

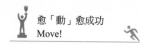
7th International Conference on Music and Cognition, ed. Stevens, C., Burnham, D., McPherson, G., Schubert, E., and Renwick, J. (Adelaide: Causal Productions, 2002).

13. Fitch, W. T., 'The biology and evolution of rhythm: unravelling a paradox', Language and Music as Cognitive Systems, ed. Rebuschat, P., Rohmeier, M., Hawkins, J. A., and Cross, I. (Oxford: Oxford University Press, 2011).

14. Patel, A. D.,Iversen, J. R., Bregman, M. R., and Schulz,I., 'Experimental evidence for synchronization to a musical beat in a nonhuman animal', Current Biology, 2008, vol. 19(10): 827–30. Snowball, the dancing cockatoo: https://www.youtube. com/ watch?v=N7IZmRnAo6s

15. Tarr, B., Launay, J., and Dunbar, R. I. M., 'Music and social bonding: 'self-other' merging and neurohormonal mechanisms', Frontiers in Psychology, 2014, vol. 5: 1096.

16. McNeill, W. H., Keeping Together in Time: Dance and Drill in Human History (Cambridge, MA: Harvard University Press, 1995).

17. Cirelli, L., Wan, S. J., and Trainor, L. J., 'Fourteen-monthold infants use interpersonal synchrony as a cue to direct helpfulness', Philosophical Transactions of the Royal Society, B, 2014, vol. 369(1658).

18. Janata, P., Tomic, S. T., and Haberman, J. M., 'Sensorimotor coupling in music and the psychology of the groove', Journal of Experimental Psychology, 2012, vol. 141: 54.

19. Honkalampi, K., Koivumaa-Honkanen, H., Tanskanen, A.,

Hintikka, J., Lehtonen, J., and Viinamäki, H., 'Why do alexithymic features appear to be stable? A 12-month follow-up study of a general population', Psychotherapy and Psychosomatics, 2001, vol. 70: 247.

20. Di Tella, M., and Castelli, L., 'Alexithymia and fibromyalgia: clinical evidence', Frontiers in Psychology, 2013, vol. 4: 909.

21. Jeong, Y., and Hong, S., 'Dance movement therapy improves emotional responses and modulates neurohormones in adolescents with mild depression', International Journal of Neuroscience, 2005, vol. 115: 1711.

22. Bojner Horwitz, E., Lennartsson, A-K, Theorell, T. P. G., and Ullén, F., 'Engagement in dance is associated with emotional competence in interplay with others', Frontiers in Psychology, 2015, vol. 6, article 1096.

23. Campion, M., and Levita, L., 'Enhancing positive affect and divergent thinking abilities: play some music and dance', Journal of Positive Psychology, 2013, vol. 9: 137.

24. Spoor, F., Wood, B., and Zonneveld, F., 'Implications of early hominid labyrinthine morphology for evolution of human bipedal locomotion', Nature, 1994, vol. 23: 645.

25. Todd, N., and Cody, F., 'Vestibular responses to loud dance music: a physiological basis of the "rock and roll threshold"?', Journal of the Acoustic Society of America, 2000, vol. 107: 496.

26. Todd, N., and Lee, C., 'The sensory-motor theory of rhythm and beat induction 20 years on: a new synthesis and future perspectives', Frontiers in Human Neuroscience, 2015, vol. 9,

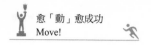
article 444.

第 5 章

1. Pilates, J., and Miller, J. M., Return to Life through Contrology (New York: J. J. Augustin, 1945).

2. Middleton, F. A., and Strick, P. L., 'Anatomical evidence for cerebellar and basal ganglia involvement in higher cognitive function', Science 1994, vol. 266: 458–61.

3. Tallon-Baudry, C., Campana, F., Park, H. D., and Babo-Rebelo, M., 'The neural monitoring of visceral inputs, rather than attention, accounts for first-person perspective in conscious vision', Cortex, 2018, vol. 102: 139–49.

4. Stoffregen, T. A., Pagulayan, R. J., Bardy, B. B., and Hettinger, L. J., 'Modulating postural control to facilitate visual performance', Human Movement Science, 2000, vol. 19 (2): 203–20.

5. From WHO: https://www.who.int/news-room/fact-sheets/detail/falls

6. Balogun, J. A., Akindele, K. A., Nihinlola, J. O., and Marzouk, D. K., 'Age-related changes in balance performance', Disability and Rehabilitation, 1994, vol. 16(2): 58–62.

7. Wayne, P. M., Hausdorff, J. M., Lough, M., Gow, B. J., Lipsitz Novak, L. V., Macklin, E. A., Peng, C.-K., and Manor, B., 'Tai chi training may reduce dual task gait variability, a potential mediator of fall risk, in healthy older adults: cross-sectional and randomized trial studies', Frontiers in Human Neuroscience, 2015, vol. 9: 332.

8. Feldman, R., Schreiber, S., Pick, C. G., and Been, E., 'Gait, balance and posture in major mental illnesses: depression, anxiety and schizophrenia', Austin Medical Sciences, 2020, vol. 5(1): 1039.

9. Carney, D. R., Cuddy, A. J., and Yap, A. J., 'Power posing: brief nonverbal displays affect neuroendocrine levels and risk tolerance', Psychological Science, 2010, vol. 21(10): 1363–8.

10. https://faculty.haas.berkeley.edu/dana_carney/pdf_My% 20 position% 200n% 20power% 20poses.pdf

11. Jones, K. J., Cesario, J., Alger, M., Bailey, A. H., Bombari, D., Carney, D., Dovidio, J. F., Duffy, S., Harder, J. A., van Huistee, D., Jackson, B., Johnson, D. J., Keller, V. N., Klaschinski, L., LaBelle, O., LaFrance, M., Latu, I. M., Morssinkhoff, M., Nault, K., Pardal, V., Pulfrey, C., Rohleder, N., Ronay, N., Richman, L. S., Schmid Mast, M., Schnabel, K., Schröder-Abé, M., and Tybur, J. M. Power poses – where do we stand?', Comprehensive Results in Social Psychology, 2017, vol. 2(1): 139–41.

12. Osypiuk, K., Thompson, E., and Wayne, P. M., 'Can tai chi and qigong postures shape our mood? Toward an embodied cognition framework for mind–body research', Frontiers in Human Neuroscience, 2018, vol. 12, article 174; https://www. ncbi.nlm. nih.gov/pmc/articles/PMC5938610/pdf/fnhum-12– 00174.pdf.

13. Kraft, T. L., and Pressman, S. D., 'Grin and bear it: the influence of manipulated facial expression on the stress response', Psychological Science, 2012, vol. 23(11): 1372–8.

14. Wagner, H., Rehmes, U., Kohle, D., and Puta, C., 'Laughing:

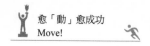
愈「動」愈成功
Move!

a demanding exercise for trunk muscles', Journal of Motor
Behaviour, 2014, vol. 46(1): 33–7.

15. Weinberg, M. K., Hammond, T. G., and Cummins, R. A., 'The
impact of laughter yoga on subjective well-being: a pilot study',
European Journal of Humour Research, 2014, vol. 1 (4): 25–34.

16. Bressington, D., Mui, J., Yu, C., Leung, S. F., Cheung, K., Wu, C.
S. T., Bollard, M., and Chien, W. T., 'Feasibility of a groupbased
laughter yoga intervention as an adjunctive treatment for residual
symptoms of depression, anxiety and stress in people with
depression', Journal of Affective Disorders, 2019, vol. 248: 42–
51.

17. Schumann, D., Anheyer, D., Lauche, R., Dobos, G., Langhorst, J.,
and Cramer, H., 'Effect of yoga in the therapy of irritable bowel
syndrome: a systematic review', Clinical Gastroenterology and
Hepatology, 2016 vol. 14(12): 1720–31.

18. Liposcki, D. B., da Silva Nagata, I. F., Silvano, G. A., Zanella,
K., and Schneider, R. H., 'Influence of a Pilates exercise program
on the quality of life of sedentary elderly people: a randomized
clinical trial', Journal of Bodywork and Movement Therapies,
2019, vol. 23(2): 390–93.

第 6 章

1. Langevin, H. M., and Yandrow, J. A., 'Relationship of acupuncture
points and meridians to connective tissue planes', The Anatomical
Record, 2002, vol. 269: 257–65.

2. Eyckmans, J., Boudou, T., Yu, X., and Chen, C. S., 'A hitchhiker's guide to mechanobiology', Developmental Cell, 2011, vol. 21(1): 35–47.

3. Langevin, H. M., Bouffard, N. A., Badger, G. J., Churchill, D. L., and Howe, A. K., 'Subcutaneous tissue fibroblast cytoskeletal remodeling induced by acupuncture: evidence for a mechanotransduction-based mechanism', Journal of Cellular Physiology, 2006, vol. 207(3): 767–74.

4. Di Virgilio, F., and Veurich, M., 'Purinergic signaling in the immune system', Autonomic Neuroscience, 2015, vol. 191: 117–23. See also: Dou, L., Chen, Y. F., Cowan, P. J., and Chen, X. P., 'Extracellular ATP signaling and clinical relevance', Clinical Immunology, 2018, vol. 188: 67–73.

5. Liu, Y. Z., Wang, Y. X., and Jiang, C. L., 'Inflammation: the common pathway of stress-related diseases', Frontiers in Human Neuroscience, 2017, vol. 11: 316.

6. Falconer, C. L., Cooper, A. R., Walhin, J. P., Thompson, D., Page, A. S., Peters, T. J., Montgomery, A. A., Sharp, D. J., Dayan, C. M., and Andrews, R. C., 'Sedentary time and markers of inflammation in people with newly diagnosed type 2 diabetes', Nutrition, Metabolism and Cardiovascular Diseases, 2014, vol. 24(9): 956–62.

7. Franceschi, C., Garagnani, P., Parini, P., Giuliani, C., and Santoro, A., 'Inflammaging: a new immune-metabolic viewpoint for age-related diseases', Nature Reviews Endocrinology, 2018, vol. 14(10): 576–90.

8. Kiecolt-Glaser, J. K., Christian, L., Preston, H., Houts, C. R., Malarkey, W. B., Emery, C. F., and Glaser, R., 'Stress, inflammation, and yoga practice', Psychosomatic Medicine, 2010, vol. 72(2): 113–21.

9. Berrueta, L., Muskaj, I., Olenich, S., Butler, T., Badger, G. J., Colas, R. A., Spite, M., Serhan C. N., and Langevin, H. M., 'Stretching impacts inflammation resolution in connective tissue', Journal of Cell Physiology, 2016, vol. 231(7): 1621–7.

10. Serhan, C. N., and Levy, B. D., 'Resolvins in inflammation: emergence of the pro-resolving superfamily of mediators', Journal of Clinical Investigation, 2018, vol. 128(7): 2657–69.

11. Benias, P. C., Wells, R. G., Sackey-Aboagye, B., Klavan, H., Reidy, J., Buonocore, D., Miranda, M., Kornacki, S., Wayne, M., Carr-Locke, D. L., and Theise, N. D., 'Structure and distribution of an unrecognized interstitium in human tissues', Scientific Reports, 2018, vol. 8(1): 4947.

12. https://www.researchgate.net/blog/post/interstitium

13. Panchik, D., Masco, S., Zinnikas, P., Hillriegel, B., Lauder, T., Suttmann, E., Chinchilli, V., McBeth, M., and Hermann, W., 'Effect of exercise on breast cancer-related lymphedema: what the lymphatic surgeon needs to know', Journal of Reconstructive Microsurgery, 2019, vol. 35(1): 37–45.

14. 想知道自己是否有關節過動的情況，可前往此網址做測試：
https://www.ehlers-danlos.com/assessing-joint-hypermobility/

15. Eccles, J. A., Beacher, F. D., Gray, M. A., Jones, C. L., Minati, L., Harrison, N. A., and Critchley, H. D., 'Brain structure and

joint hypermobility: relevance to the expression of psychiatric symptoms', British Journal of Psychiatry, 2012, vol. 200(6): 508–9.

16. Mallorquí-Bagué, N., Garfinkel, S. N., Engels, M., Eccles, J. A., Pailhez, G., Bulbena, A., Critchley, H. D., 'Neuroimaging and psychophysiological investigation of the link between anxiety, enhanced affective reactivity and interoception in people with joint hypermobility', Frontiers in Psychology, 2014, vol. 5: 1162.

17. https://www.medrxiv.org/content/10.1101/19006320v1

18. Mahler, K. Interoception, the Eighth Sensory System (Shawnee, KS: AAPC Publishing, 2016).

第 7 章

1. Iyengar, B. K. S., Astadala Yogamala, vol. 2 (New Delhi: Allied Publishers, 2000), p. 37.

2. 我們可以從人類飼養的猿類身上看到幾種基本的呼吸控制型態，包括知名的大猩猩「可可」（Koko），她會吹口琴與直笛，還有一隻名叫邦妮的紅毛猩猩，則是透過模仿飼育員的動作學會吹口哨。不過她倆都未顯露出想要稱霸世界的野心。See: Perlman, M., Patterson, F. G., and Cohn, R. H., 'The human-fostered gorilla Koko shows breath control in play with wind instruments', Biolinguistics, 2012, vol. 6(3–4): 433–44.

3. Li, P., Janczewski, W. A., Yackle, K., Kam, K., Pagliardini, S., Krasnow, M. A., and Eldman, J. L., 'The peptidergic control circuit for sighing', Nature, 2016, vol. 530(7590): 293–7.

4. Vlemincx, E., Van Diest, I., Lehrer, P. M., Aubert, A. E., and Van den Bergh, O., 'Respiratory variability preceding and following sighs: a resetter hypothesis', Biological Psychology, 2010, vol. 84(1): 82–7.

5. MacLarnon, A. M., and Hewitt, G. P., 'The evolution of human speech: the role of enhanced breathing control', American Journal of Physical Anthropology, 1999, vol. 109(3): 341–63.

6. Heck, D. H., McAfee, S. S., Liu, Y., Babajani-Feremi, A., Rezaie, R., Freeman, W. J., Wheless, J. W., Papanicolaou, A. C., Ruszinkó, M., Sokolov, Y., and Kozma, R., 'Breathing as a fundamental rhythm of brain function', Frontiers in Neural Circuits, 2017, vol. 10: 115. Tort, A. B. L., Branka k, J., and Draguhn, A. Respiration-entrained brain rhythms are global but often overlooked. Trends in Neurosciences, 2018, vol. 41(4): 186–97.

7. Arshamian, A., Iravani, B., Majid, A., and Lundström, J. N., 'Respiration modulates olfactory memory consolidation in humans', The Journal of Neuroscience. 2018, vol. 38(48): 10286–94.

8. Zaccaro, A., Piarulli, A., Laurino, M., Garbella, E., Menicucci, D., Neri, B., and Gemignani, A., 'How breath-control can change your life: a systematic review on psycho-physiological correlates of slow breathing', Frontiers in Human Neuroscience, 2018, vol. 7(12): 353.

9. Bernardi, L., Sleight, P., Bandinelli, G., Cencetti, S., Fattorini, L., Wdowczyc-Szulc, J., and Lagi, A., 'Effect of rosary prayer and yoga mantras on autonomic cardiovascular rhythms: comparative

study', BMJ, 2001, vol. 323(7327): 1446–9.

10. Bernardi, L., Spadacini, G., Bellwon, J., Hajric, R., Roskamm, H., and Frey, A. W., 'Effect of breathing rate on oxygen saturation and exercise performance in chronic heart failure', Lancet, 1998, vol. 351(9112): 1308–11.

11. Chung, S. C., Kwon, J. H., Lee, H. W., Tack, G. R., Lee, B., Yi, J. H., and Lee, S. Y., 'Effects of high concentration oxygen administration on n-back task performance and physiological signals', Physiological Measurement, 2007, vol. 28(4): 389–96.

12. Noble, D. J., and Hochman, S., 'Hypothesis: pulmonary afferent activity patterns during slow, deep breathing contribute to the neural induction of physiological relaxation', Frontiers in Physiology, 2019, vol. 13(10): 1176.

13. Yasuma, F., and Hayano, J., 'Respiratory sinus arrhythmia: why does the heartbeat synchronize with respiratory rhythm?', Chest, 2004, vol. 125(2): 683–90.

14. Payne, P., and Crane-Godreau, M. A., 'Meditative movement for depression and anxiety', Frontiers in Psychiatry, 2013, vol. 4, article 71.

第 8 章

1. Often misattributed to Banksy.

2. Khan, Z., and Bollu, P. C., 'Fatal familial insomnia', StatPearls (Treasure Island, FL: StatPearls Publishing, 2020).

3. Fultz, N. E., Bonmassar, G., Setsompop, K., Stickgold, R.

A., Rosen, B. R., Polimeni, J. R., and Lewis, L. D., 'Coupled electrophysiological, hemodynamic, and cerebrospinal fluid oscillations in human sleep', Science, 2019, vol. 366(6465): 628–31.

4. Besedovsky, L., Lange, T., and Born, J., 'Sleep and immune function', Pflugers Arch., 2012, vol. 463(1): 121–37.

5. Recommended amount of sleep for a healthy adult: a joint consensus statement of the American Academy of Sleep Medicine and Sleep Research Society, Sleep, 2015, vol. 38(6): 843–4.

6. Hammond, C., and Lewis, G., 'The rest test: preliminary findings from a large-scale international survey on rest', The Restless Compendium: Interdisciplinary Investigations of Rest and Its Opposites, ed. Callard, F., Staines, K., and Wilkes, J. (London: Palgrave Macmillan, 2016).

7. Hammond, C., The Art of Rest: How to Find Respite in the Modern Age (Edinburgh: Canongate, 2019).

結語

1. Pontzer, H.,Raichlen, D. A.,Wood, B. M.,Mabulla, A. Z. P., Racette, B., and Marlowe, F. W., 'Hunter–gatherer energetics and human obesity', PLoS One, 2012, vol. 7(7): e40503.

2. Reid, G., 'Disentangling what we know about microbes and mental health', Frontiers in Endocrinology, 2019, vol. 10: 81.

3. Williams, C., 'How to trick your mind to break bad habits and reach your goals', New Scientist, 24 July 2019.

4. Diaz, K. M., Howard, V. J., Hutto, B., Colabianchi, N., Vena, J. E., Safford, M. M., Blair, S. N., and Hooker, S. P., 'Patterns of sedentary behavior and mortality in U.S. middle-aged and older adults: a national cohort study', Annals of Internal Medicine, 2017, vol. 167(7): 465–75.

全民動起來宣言

1. Flook, L., Goldberg, S. B., Pinger, L., and Davidson, R. J., 'Promoting prosocial behavior and self-regulatory skills in preschool children through a mindfulness-based kindness curriculum', Developmental Psychology, 2015, vol. 51(1): 44–51.
2. https://www.education-ni.gov.uk/articles/statutorycurriculum#toc-2
3. Booth, J. N., Chesham, R. A., Brooks, N. E., Gorely, T., and Moran, C. N., 'A citizen science study of short physical activity breaks at school: improvements in cognition and well-being with self-paced activity', BMC Medicine, 2020, vol. 18(1): 62.
4. https://www.cdc.gov/healthyschools/physicalactivity/pdf/ Recess_ Data_Brief_CDC_Logo_FINAL_191106.pdf
5. https://www.cdc.gov/healthyschools/physicalactivity/pdf/ Recess_ All_Students.pdf
6. https://www.ucl.ac.uk/ioe/news/2019/may/ break-time-cuts-could-be-harming-childrens-development

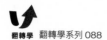

翻轉學 翻轉學系列 088

愈「動」愈成功

《新科學人》雜誌實證，身體動起來是最有效的轉念法，
既能調節情緒、降低發炎，更能提振自信，翻轉人生的新科學
Move!: The New Science of Body Over Mind

作　　　　者	卡洛琳‧威廉斯（Caroline Williams）
譯　　　　者	閻蕙群
封 面 設 計	張天薪
內 文 排 版	黃雅芬
責 任 編 輯	袁于善
行 銷 企 劃	陳可錞‧陳豫萱
出版二部總編輯	林俊安

出　　版　　者	采實文化事業股份有限公司
業 務 發 行	張世明‧林踏欣‧林坤蓉‧王貞玉
國 際 版 權	鄒欣穎‧施維真
印 務 採 購	曾玉霞
會 計 行 政	王雅蕙‧李韶婉‧簡佩鈺
法 律 顧 問	第一國際法律事務所　余淑杏律師
電 子 信 箱	acme@acmebook.com.tw
采 實 官 網	www.acmebook.com.tw
采 實 臉 書	www.facebook.com/acmebook01

I　S　B　N	978-986-507-877-5
定　　　　價	450 元
初 版 一 刷	2022 年 7 月
劃 撥 帳 號	50148859
劃 撥 戶 名	采實文化事業股份有限公司
	104 台北市中山區南京東路二段 95 號 9 樓
	電話：(02)2511-9798　傳真：(02)2571-3298

國家圖書館出版品預行編目資料

愈「動」愈成功/卡洛琳‧威廉斯（Caroline Williams）著；閻蕙群譯.
– 台北市：采實文化，2022.7
304 面；14.8×21 公分 . --（翻轉學系列；88）
譯自：Move!: The New Science of Body Over Mind
ISBN 978-986-507-877-5（平裝）

1.CST: 運動健康　2.CST: 運動心理

411.71　　　　　　　　　　　　　　　　111007396

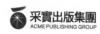

翻轉學

翻轉學

翻轉學

翻轉學